Presbyopia: Therapies and Further Prospects

老视
治疗及其前景

编　著　〔法〕艾伦-尼古拉斯·吉尔格

主　译　黄锦海

副主译　高蓉蓉　俞阿勇

主　审　王勤美

U0339301

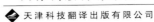

天津出版传媒集团

天津科技翻译出版有限公司

著作权合同登记号:图字:02-2016-94

图书在版编目(CIP)数据

老视:治疗及其前景/(法)艾伦-尼古拉斯·吉尔
格(Alain-Nicolas Gilg)编著;黄锦海主译. — 天津:
天津科技翻译出版有限公司,2019.1
书名原文:Presbyopia:Therapies and Further
Prospects
ISBN 978-7-5433-3908-8

Ⅰ.①老… Ⅱ.①艾… ②黄… Ⅲ.①老视-治疗
Ⅳ.①R778.105

中国版本图书馆 CIP 数据核字(2018)第 289979 号

Alain-Nicolas Gilg
Presbyopia:Therapies and Further Prospects
ISBN 978-93-5152-498-4
Copyright ⓒ 2015 by Jaypee Brothers Medical Publishers (P) Ltd.
All rights reserved.
Originally published in India by Jaypee Brothers Medical Publishers (P) Ltd.
Chinese (in simplified character only) translation rights arranged with Jaypee Brothers
Medical Publishers (P) Ltd. through McGraw-Hill Education (Asia).

授权单位:Jaypee Brothers Medical Pulishers(P)Ltd.
出　　　版:天津科技翻译出版有限公司
出 版 人:刘 庆
地　　　址:天津市南开区白堤路 244 号
邮政编码:300192
电　　　话:(022)87894896
传　　　真:(022)87895650
网　　　址:www.tsttpc.com
印　　　刷:北京博海升彩色印刷有限公司
发　　　行:全国新华书店
版本记录:890×1240　32 开本　6 印张　250 千字
　　　　　2019 年 1 月第 1 版　2019 年 1 月第 1 次印刷
　　　　　定价:78.00 元

(如发现印装问题,可与出版社调换)

译者名单

主　译　黄锦海

副主译　高蓉蓉　俞阿勇

主　审　王勤美

译　者（按姓氏笔画排序）

　　　　余　野　俞阿勇　姜　珺　高蓉蓉

　　　　郭　燕　黄海笑　黄锦海

中文版序言

老视主要表现为人们从 40~45 岁开始因生理性调节减弱而出现阅读等近距离工作困难，是一种全球视觉问题，是中老年人普遍存在的现象。中国正面临人口老龄化的问题，2016 年中国 45 岁以上的人口比例约为 33%，预计到 2030 年比例将会达到 44%，老视人群众多。随着医学技术的快速发展，以及生物材料的日新月异，老视矫正技术日趋多样化。力求为不同患者提供个体化选择，让老视患者获得舒适的感觉、持久的近距离阅读和满意的外观，国内的眼科和视光学专业人员十分需要一本实用的中文老视书籍，因此有必要引进和翻译国外权威专著。

Alain-Nicolas Gilg 博士编写的此书不仅涉及传统意义上的光学、材料学、数学和机械学，还与眼球的生理学、视光学、双眼视觉学、医学心理学、美学、人文学和动物学等密不可分。作者博学多闻、才气过人，论著内容系统全面、图文并茂、精彩纷呈、自成一格。本书的顺利引进和翻译得到了国内眼科专家的支持，感谢冯琪、周开晶、宋奔昊、许琛琛、李琦、黄丽芳、温丽金、彭芳丽、舒宝、黄莹莹、王晓睿、林博、闫士翔、曹思的协助翻译，感谢温州医科大学附属眼视光医院的多位同行及研究生参与初步翻译和校对！

原著于 2015 年出版，引入中国、洽谈出版、翻译成著耗时近 3 年,在此期间,虽老视研究日新月异,但是本书所阐述的各种老视矫正新技术和理念,仍具有非常重要的临床参考价值。原著个别词汇罕见,局部晦涩难懂,文字结构松散,段落划分过多,我们团队在尊重原文的基础上,合并、修订段落以符合中文阅读习惯。由于中西方文化背景和语言差异,以及思维方式不同,有翻译不够精准之处,恳请读者谅解。本书是一本全面介绍老视原理和矫正技术的经典之作,愿为老视患者提供基本参考资料,也希望能给眼科临床工作、科学研究以及教学带来帮助。

限于水平有限,本书错漏之处在所难免,恳请读者批评指正。

2018 年 12 月 4 日

序　言

Alain-Nicolas Gilg 博士编写的此书描述了老视及其治疗方法,令人兴趣盎然。为了便于理解,书中结合了科学术语和通俗用语,图文并茂,深入浅出。本书对特殊检查给出了清楚的建议,比如儿童的屈光测量和远视患者的屈光检查,这对眼科医师尤其具有重要的实用价值。

Gilg 博士对调节及其机制进行了大量研究,不仅讨论了老视和非正视眼(远视、近视)的关系,也讨论了框架眼镜、渐变镜和角膜塑形镜等可能的光学矫正方式。

首先,本书定义了调节,即眼睛增加其会聚力的一种特殊能力。会聚是指眼通过改变晶状体的曲率将远处的光线聚焦到视网膜平面的能力,使得在有限距离内的物体能清晰地成像在视网膜上,从而被清楚地看到。在调节过程中,睫状肌收缩,晶状体悬韧带松弛,晶状体变凸(以前表面为主),属于眼的神经调节。

其次,在科学背景下解释了老视。老视是眼的多种相互关联的因素而非单一因素作用的结果,包括晶状体球面度数的增加、晶状体前移、周围虹膜的作用以及脑的可塑性。晶状体在调节过程中变得更圆,赤道直径减少,前部增加(伴随晶状体和睫状肌距离的缩短)。老视是调节幅度的减少:随着年龄的增长,调节能力生理性地逐渐减弱,主要是因为晶状体囊袋的弹性进行性减弱。近点(眼在最大调节下可以看清的最近点)后移,其位置超过了近视力的正常距离(13英寸,1英寸=2.54cm),迫使老视患者必须将阅读物移远才能看清。每个人都会经历老视,正视眼的首发老视症状出现在42~45岁(远视眼出现更早),出现时间的早晚取决于个人的习惯等因素。

最后,Gilg博士介绍了有很大争议的矫正老视的手术方法。这些手术是基于单眼视和多焦点的概念,包括多焦点的老视LASIK、单眼视LASIK、多焦点和可调节人工晶状体的植入、角膜基质环植入术、睫状体巩膜切开术、巩膜扩张术和传导性角膜成形术。Gilg博士还分享了其经验以及他的睫状带张力环系统的发展,以确定悬韧带的张力。

目前,有很多技术以重建调节系统为目的,但是只有经过了时间的考验和科学方法的证明,才能尽可能安全地在患者中推广。无论使用何种技术,都需要单眼视或多焦点渐变镜等传统的眼镜矫正方式进行补充。

Hullo Alain 医学博士

眼科主任

法国里昂苏德医院

法国里昂威尔逊眼科中心斜视和眼前节手术科

(黄锦海 译)

前　言

上帝发明并给予我们视觉，最终我们可以领悟天堂中智慧的历程，并将它们应用到我们自己的智慧中。

—Plato, Timaeus

本书详尽地介绍了老视及其治疗方法。老视很复杂，身边的人们对此仍有很多疑问。本书中讨论的老视话题，对患者和年轻的医学生们同样有益。本书希望普及老视的正确知识，因为普通人经常有一些无根据的，甚至有误的想法，他们需要获得正确的信息。

患者首要！眼科医生擅自选择治疗方法的时代已经彻底过去，眼科医生应该告知患者，成为患者信任的"眼科顾问"，合适的、征求性的对话必不可少，因为告知是医患关系的核心，有助于建立最好的医患关系。

在临床中，有时患者来诊时已经意识到会使用怎样的诊断方法以及可能的诊断结果。这种现象并不罕见，患者知道疾病的发生、发展以及预后，充分了解可能的治疗方法，甚至知道正在试验阶段的最新治疗方法。这本是医生日常该做的事情，作为医生，我们有责任去知道所有可能的治疗方法，以便缓解、矫正和治疗患者的屈光问题。

根据目前最新的科学方法，当前的治疗方法能为我们提供详细、清晰、准确的信息，并指导符合医学伦理准则的治疗。关键是要以患者为中心,如何根据患者的意愿为他们选择最好的治疗方法,获得最佳矫正视力,能同时在远、中、近距离以及不同亮度下均获得很好的视力。这是一个临床策略问题,因为某个视觉因素的改变可以导致其他视觉变量的改变。

为了让眼科诊所或视光中心在科学技术的条件下帮助这些患者,对从业人员的继续教育和资金投入都十分重要。患者期待高质量、高效率、最优化的手术,我们必须做好高投入低收益的准备。

读者将会从本书描述的各种视觉问题中获得理解调节现象的必备基础知识,明白导致老视暴发的功能性因素遍布整个世界的老年人口。大量的数据表明,老视是一种全球性疾病,作为公众性健康问题对经济和商业具有巨大影响。2007 年官方发布的资料显示,法国有 2700 万名老视患者,其中 1900 万名患者的年龄在 45~70 岁。欧洲有 9000 万老视患者,接近北美的老视患者数量,全球老视患者总数已经超过 20 亿。读者应该有足够的动力去读这本书,从而进入医学和科学文献领域,去熟悉相关的词汇。

本书尽力让读者进入现代眼科医学领域,了解专业术语、演绎方法以及批判性分析目前治疗的各种方法。我们是眼科领域的专家,但是“隔行如隔山”,对于非专业人员在阅读过程中会遇到的语义问题,比如科学和医学认知差异,本书制订了文本编号的交叉引用。“注释”章节对文中不清楚的概念进行了必要的解释。

本书涉及老视的基础入门知识，并且涉及的一些研究前景未知，在不久的将来，科学技术的发展将会给那些希望获得年轻时代视力的人带来新的春天。

　　我希望本书可以回答所有读者的问题，至少可以唤醒他们的好奇心。研究者正为老视人群的视力提高进行不断地努力和探索。

Alain-Nicolas Gilg

（黄锦海　译）

目　录

第 **1** 章

调节和老视

1.1 定义和症状

1.1.1 定义和词源

眼科临床工作中,每天都会遇到老视(presbyopia)的问题。老视是一种生理现象而不是病理状态,也不属于屈光不正,是人们步入中老年后必然出现的视觉问题。随着年龄的增长, 眼调节能力逐渐下降从而引起患者视近困难,以致在近距离工作中,必须在其静态屈光矫正之外另加凸透镜才能有清晰的近视力,这种现象称为老视。老视即指眼调节能力的减弱。

调节是指眼睛通过改变其屈光力从而在视网膜上呈现清晰的像 (图1.1)。"调节"一词起源于拉丁语(accommodātǐo,ōnis,f.),含义为适应、调整、整理。它激发了一个视力动力聚焦的理念,即在不同的距离、从远到近或者相反的方向进行适应调整。调节是一个对称性和相互性的现象,即两眼应该同时向同一个功能状态进行调节。一些患者由于屈光问题影响了两眼同时聚焦能力,从而降低了双眼融像质量。调节能力减弱最常见的原因有高龄所致的功能不良(营养不良),另有外伤、感染、肿瘤等原因。

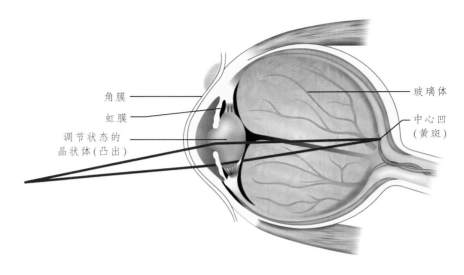

图 1.1 非老视眼的调节。非老视眼凝视前方,在中心视线上调节焦距,使得近处物体通过眼屈光系统聚焦于视网膜中心凹。

1.1.2 老视的症状

老视者的症状即不适感觉因人而异,因为它与个人基础屈光状态、用眼习惯、职业及爱好等因素都有关。例如,一位从事近距离精细工作者对老视的主观感觉就会比以观看远距离车辆和交通灯为主要任务的交通警察强烈得多。

1. 视近困难

患者会逐渐发现在往常习惯的工作距离看不清楚小字体,看远处相对清楚,于是不自觉地将头后仰或者把书报拿到更远的地方才能把字看清,而且所需的阅读距离随着年龄的增加而增加。

2. 阅读需要更强的照明度

开始时,晚上看书有些不舒适,随着年龄的增长,即使在白天从事近距离工作也易于疲劳,所以老视眼的患者,晚上看书喜欢用较亮的灯光来提高照明度从而改善视力。老年人对阅读材料的光亮对比度要求高,故应对老年人提供印刷清晰、字体较大、黑白分明的阅读材料,避免用蓝、绿、紫色背景。

3. 视近不能持久

调节不足就是近点逐渐变远,经过努力才能看清楚近处物体。如果这种努力超过限度引起睫状体的紧张,再看远处物体时,由于睫状体的紧张不能马上放松,因而形成暂时近视,再看近处物体时又有短时间的模糊,此即调节反应迟钝的表现。当睫状肌的作用接近其功能极限,并且不能坚持工作时,就产生疲劳。因为调节力减退,患者要在接近双眼调节极限的状态下近距离工作,所以不能持久。同时由于调节集合的联动效应,过度调节会引起过度的集合,这也是产生不舒适的一个因素,故看报易串行、字迹成双,最后无法阅读。某些患者甚至会出现眼胀、流泪、头痛、眼部发痒等症状,再继续发展,就会出现眼皮抽搐、眼干涩、畏光流泪、头痛、头晕、恶心、烦躁等一系列视疲劳症状,老视是中老年产生视疲劳的主要原因。

1.1.3　老视是生理现象

老视是一种生理现象,随着年龄增长,眼调节能力逐渐下降从而引起患者视近困难。

老视现象确实和一些人类活动息息相关。比如在绘画艺术上,画家视力的改变在某种程度上影响了他们的作品。荷兰著名画家 Rembrandt(1606—1669 年) 的绘画作品与厚涂颜料的引入息息相关。厚涂颜料是一种油画技法,通过刷子或者调色刀涂一层厚厚的颜料,不需要画家的精细视力。画家出现老视的典型表现是其作品开始不包含任何细节(Titian 后期的画作)。如今我们不知道他的眼部具体情况,但因为其自画像中均无矫正镜片或者夹鼻眼镜,且油画的工作距离刚好是伸展一手臂的距离,这提供了非常有力的老视证据。

老视是一个年龄相关性问题,40 岁左右开始出现,患者应该关注这个问题,但在面对它带来的不便时不必沮丧。

1.2　老视的患病率和发病率

除了不遵循老视发展规律的患者以外,人类和高级灵长类均会出现老视。

1.2.1 个体发育比较

正如 Pouliquen 教授[1]强调的那样,在动物眼睛进化的进程中,哺乳类动物仍然保持着它们的水栖起源的本体记忆,这是一个有趣的现象。因此,在调节过程中,人类具有以下特点:

- 狭隘化(头足动物的眼)。
- 动态聚焦(眼镜蛇属的视觉系统)。
- 生物光学屈光不正(Aquatrols 的视觉器官)。

所有这些原因都支持老视是一个器官老化的动态过程,不可避免会发生双侧对称性的老视现象。

1.2.2 脊椎动物的各种调节系统

在脊椎动物中,很多系统都能调节。深海鱼类的晶状体是球形且不可变形,可以通过晶状体位置移动进行调节;爬行动物、潜水鸟类和两栖类动物通过在空气中时增加角膜屈光力进行调节;鸟类和哺乳类通过晶状体的变形进行调节。

鱼类的眼睛大,由巩膜层组成以抵抗压力,尤其是深海鱼类,其特点是角膜比较平坦,晶状体是球形且不能变形。为了看清远距离的物体,借助于肌肉的力量,将晶状体向前移位远离视网膜。在两栖类动物(图 1.2)和爬行动物(图 1.3),泪腺和眼睑还允许角膜的水化从而改变曲率来适应从陆地到水生环境折射率的改变,而鱼类的调节只有晶状体的移动。

潜水鸟类的调节系统很高级,比如鱼鹰,它的大眼睛占据了整个眼窝。在鸟类潜水过程中,Crompton 肌肉使角膜变平(像鱼类一样)(图 1.4A),同时在 Brüch 肌肉的作用下,晶状体可以变形直至变成圆锥形(图 1.4B)。因此,鱼鹰的眼的屈光度变化幅度能达到 50D 左右。

大型海洋类食肉动物,比如鲨鱼,眼在头部的两侧,并不依靠视觉去捕食。它们有高度近视,在捕食和准确地感知敌人时,通常有很好的听觉、嗅觉、触觉和电磁感知能力(毛孔以及位于身体表面的 Lorenzini 的壶腹部),以弥补视觉缺陷。鲨鱼的大眼睛在一些肌肉的作用下是可以移动的,有厚且静止的眼睑保护它们。某些鲨鱼种类有两个可以眨眼的膜被认为是横向的可

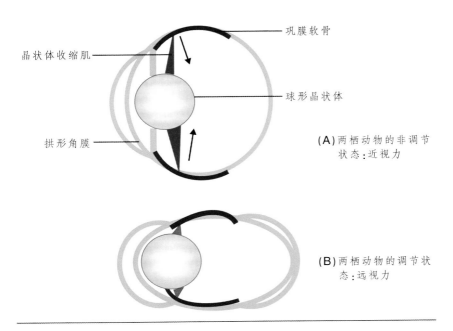

图 1.2 两栖类动物的眼的调节。鉴于水生起源,像鱼类一样,两栖类动物在看远时调节,并且通过晶状体收缩肌进行干预。

移动的眼睑,当鲨鱼撕咬的时候覆盖在眼睛上起保护作用。透明的角膜是平坦的,而且延伸于有抵抗力的巩膜和部分软骨。晶状体近乎球形,不能轻易地通过调节改变形状,因此鲨鱼是高度近视。其瞳孔是圆形的或者椭圆形的。尽管调节几乎不存在且视力低下,但是鲨鱼在观察色彩、对比、感知周围环境光亮度的变化等方面都有高灵敏度。

哺乳类动物的晶状体是双凸形的,可以通过肌肉的复杂运动使其变形。然而牛虽然也有凸出的晶状体,拥有一定的近视力看清前面的青草(图 1.5),但睫状肌并不工作,因此看远时调节力很弱。

1.2.3 调节的退化

婴儿的妈妈抱着小婴儿时,会本能地靠近到距离只有几厘米,这样可以给婴儿提供 20D 左右的调节能力,即对于一个正视眼,直到 5cm 才能有清晰

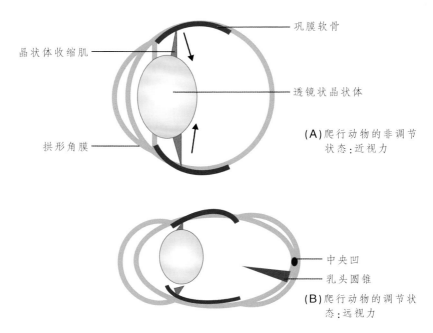

巩膜软骨

晶状体收缩肌

透镜状晶状体

(A) 爬行动物的非调节
状态:近视力

拱形角膜

中央凹
乳头圆锥

(B) 爬行动物的调节状
态:远视力

图 1.3 爬行动物的眼的调节。类似鱼(爬行动物的起源)和两栖类动物,爬行动物在看远
时通过晶状体收缩肌的收缩进行调节。晶状体的双凸形状是为了适应陆地环境的调节。蜥
蜴有中心凹,爬行动物玻璃体的液化比鱼类和两栖类动物少,其乳突状锥形突起是一种玻
璃状发育不全的血管。

　　的近视力,这个距离正如他和他手中的拨浪鼓之间的距离。正视眼没有任何
屈光问题,当没有调节的时候,远处的物体能聚焦在视网膜上(图 1.6)。

　　当孩子长大以后,眼调节能力渐渐降低,似乎是为了与视觉需求相一致,
例如散步、绘画学习和精细活动。

　　没有其他屈光问题的时候,生理性的调节能力会渐渐下降,只残留一定
的调节力,这发生在 40~60 岁,此前并不会影响人类的活动。60 岁左右,晶状
体的调节能力将会变为零,尽管如此,眼球的可塑性允许其保留 1D 左右的
屈光度改变幅度,在无晶状体眼中也发现了这个现象。

　　调节幅度的减少(即屈光力减少)并不与时间呈线性关系,然而,一些医
生喜欢经验性地根据年龄推断近附加的值(表 1.1)。近附加是通过眼镜的屈

表 1.1	年龄与近附加的关系(用屈光度表示),工作距离 40cm								
近附加(单位:屈光度)	+0.50	+0.75	+1.00	+1.25	+1.50	+1.75	+2.00	+2.25	+2.50
年龄(单位:周岁)	40	42	44	46	48	50	52	56	60

光度来增加近视力,该值是在远视力处方的基础上增加的,用来补偿近视力,从而获得清晰和舒适的近视力。

复杂的调节系统具有不同的退化速度,是生物学多因素作用、物理力学耗尽的结果,如果我们建立一个生物物理模型,可将调节力定义为黏弹性。

与其他医学疾病不同,老视的发生与性别和种族特征无关系,男性和女性的老视患病率和发病率没有区别,白种人、黄种人和黑人之间没有区别。

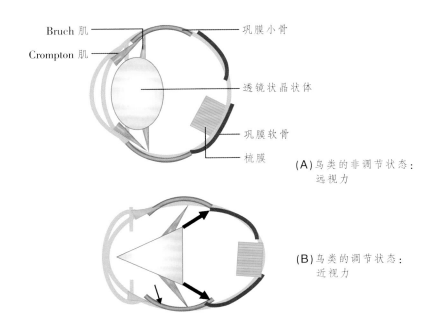

(A)鸟类的非调节状态:
远视力

(B)鸟类的调节状态:
近视力

图 1.4 鸟类的调节。鸟的眼睛在一定程度上与哺乳类动物的眼睛相似,可以通过肌肉的运动改变晶状体的形状,从而可以看清近距离的物体,角膜移行于巩膜的坚硬的部分(软骨、听小骨)(A)。鸟类可调节的眼呈"铃形"(B)。

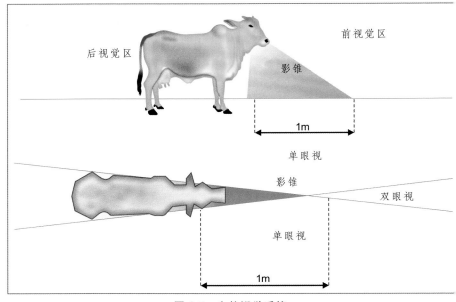

图 1.5 牛的视觉系统。

环境因素对老视的发生似乎没有主要作用,包括所处位置的经纬度、阳光、饮食习惯、社会经济条件、工作环境等。统计学上,以上因素均不影响人群中老视的发生。因此,我们卓越的调节系统是否会像物种特征那样,注定在基因控制下退化?这很难确定。在分子遗传学被关注的时期,遗传学家和生物学家每天解读人类基因组的谜团,均未发现与调节和老视有关的基因,但鉴定出一些基因加速了青光眼、年龄相关性黄斑变性、视网膜色素变性以及其他家族性遗传性黄斑变性的眼球老化。

没有方法可以避免老视,除了药物也没有其他方法可以加速老视的发展(见 1.3.3)。

在紧急情况下,以及从事急诊医学、航空医学的人员,常常因睡眠剥夺或者时差综合征而备受折磨,常常为了适应生活而进行各个器官的协调。似乎机体在困境中将能力集中于维持生命必需的功能上,并伴随大脑高级功能和其他生命功能的减弱,但是心肺功能、营养功能,特别是胃肠道功能一样不受

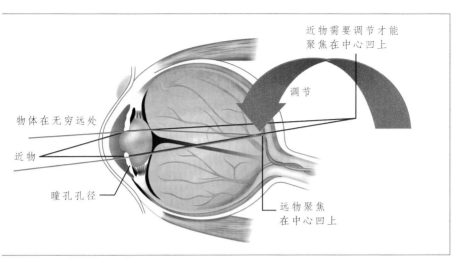

近物需要调节才能
聚焦在中心凹上

调节

物体在无穷远处

近物

瞳孔孔径

远物聚焦
在中心凹上

图 1.6 非老视眼的正视眼的远视力、近视力和调节。在正视眼中,无穷远处的像(DV=远视力,现实只要超过 5m)通过瞳孔和眼的屈光介质,最后会聚于中心凹(非调节性);近距离的物体(NV=近视力),通常成像在视网膜后,但是通过调节能成像在视网膜中心凹上。

影响,哪怕因为饥饿或绝食抗议而导致严重营养不良的情况下也是如此。在这些极端状况下,调节能力和老视的进展似乎仍然保持不变,提示调节过程与植物功能相关联。

在调节或老视的进程中激素似乎并没有任何影响:孕妇和患有内分泌疾病的患者,除了可能会有继发性白内障以外,并不会罹患调节性疾病或者早期老视。但是,已经证实下面这些疾病易加速老视的发展:开角型青光眼、糖尿病、肌无力、Graves 病、情感脆弱、过度工作、神经症[2]。

1.3   调节的解剖途径

调节的神经通路与眼动通路和瞳孔的运动有紧密的联系。通常,大脑皮质前面的运动区自动控制调节,并通过大脑的下行神经纤维向脑干运动细胞核发出命令。在健康的个体,来自 Perlia 和 Edinger-Westphals 核的刺激,激发了三个同时的运动:调节、瞳孔缩小、集合。

1.3.1 联带运动

联带运动是指双眼在视近时,调节、瞳孔缩小、集合同时发生的现象。在动眼神经作用下,内直肌使眼球内转,使得双眼处于集合状态;副交感神经作用于虹膜环形括约肌使瞳孔缩小。眼外肌以及瞳孔运动均可以进行正性或者负性的调节。在药物或光学环境下,调节、眼球运动和瞳孔运动可以互相干扰。

1.3.2 瞳孔缩小

毛果芸香碱是从一种叫作毛果芸香的美洲热带植物的叶子中提取的植物碱基,其盐酸盐具有亲水性,从眼表进入到眼内组织,作用于虹膜括约肌的毒蕈碱型受体 M3,使瞳孔缩小、睫状肌痉挛,产生短暂性痉挛性调节。相反,阿托品及其衍生物是颠茄的提取物,其硫酸盐慢慢进入眼内,使瞳孔扩大(散瞳)以及睫状肌麻痹。

衰老通常伴随着生理性的瞳孔直径的减少,在一定程度上与联带运动相关。人群中瞳孔直径为 3.0~8.5mm,但是大部分为 4.5~5.5mm。瞳孔类似光圈可以减少像差,类似于在眼前放置小孔镜,这个小孔阻挡了瞳孔区的周边光线,从而使像的清晰度(对比敏感度)和深度(像的前–后部分都清晰)增加,但是强度减少(需要像足够的亮度)。阅读照明好时,调节时的立体视有助于近视力的集中。

小孔镜或针孔照相机是中央有一个直径 1mm 小孔的遮盖板。

1.3.3 集合

集合和调节在联带运动中是紧密结合在一起的。儿童过度的调节可以引起集合性的斜视,这种单纯的斜视经过适当的屈光矫正后是可以逆转的。其他调节性的疾病,比如调节痉挛,结合集合将可以伴随间歇性内斜(或集合性斜视),但有时失代偿的病例会出现不完全集合。

双侧调节痉挛的病因可能为药物中毒,比如麻醉剂、吗啡、乌头碱、洋地黄、苯砷和磺胺类、拟副交感神经药(毛果芸香碱、毒扁豆)、毒蕈碱(蛤蟆蕈)、对硫磷、简箭毒碱、亚甲蓝(特别指出)。

调节痉挛的病因也可能是以下神经系统疾病:白喉、脑炎、脑膜炎、脊髓痨病急性期、动眼神经循环现象引起的周期性的痉挛、舞蹈病。

其他一些情况也可以引起调节痉挛,比如肠寄生虫病(蛔虫病,蛲虫病)、维生素 B_1 中毒、触电或者不同类型的拔牙。

所有这些病因中,滴散瞳药均可缓解这些症状(包括视物显大症)。

视物显大症:放大所看物的像,相反的是视物显小症(见下文)。

.3.4　调节不足

调节不足来源于调节能力的下降或者消失,除了晶状体疾病或者老视以外,如前所述,大多与睫状肌麻痹有关。

调节麻痹可以突然发生,也可以渐进性发生,不仅可能与视物显小(见上面的定义)有关,也与频繁发生麻痹性瞳孔散大有关,它们的关系正如前面介绍,是调节和瞳孔的关系(见 1.3.1)。

瞳孔对光反射和瞳孔的调节反射属于两条不同的解剖通路。Argyll Robertson 现象是指瞳孔对光的缩小反射消失,但调节-集合联带运动中瞳孔的缩小反射保留;相反,反 Argyll Robertson 现象是瞳孔对光的缩小反射保留,但调节-集合联带运动中瞳孔的缩小反射消失。这两种现象的病因包括神经性、外伤性、中毒性和混合感染性。

眼外伤导致睫状肌麻痹和瞳孔散大,例如膜翅目叮咬了角巩膜缘。睫状肌麻痹也见于伴有动眼神经损伤的头颅外伤或胸部外伤和电击致死,也可以由眼部疾病引起,比如亚急性青光眼、葡萄膜炎或者先天性无虹膜。

部分中毒或者分泌物的吸收可以导致双侧睫状肌麻痹,尤其是抗胆碱能药物,由前房角关闭引起青光眼的危险因素是其使用的禁忌证。这些药物包括茄科植物、颠茄类及其衍生物(后马托品、托吡卡胺、环喷脱脂)、莨菪碱、抗

帕金森药、抗组胺药、神经节阻滞剂(六甲铵、氯四乙胺)、中枢神经系统兴奋
剂、镇静剂(氯丙嗪、吩噻嗪类)、附子和舟形乌头、抗凝药、有机砷剂、巴比妥
类、钠和溴化钾、烯丙基二溴化物、二硫化碳、大麻、一氧化碳和二氧化碳、三
氯乙醛、氯霉素、氯喹、硫酸金鸡纳碱、毒芹碱和羟毒芹碱、二对肼基苯砜、三
碘甲烷、维吉尼亚茉莉花、莨菪和美加明、汞及其盐、甲苯、溴化甲烷和氯化
物、肉豆蔻、磷化氢、吗啡、乙苄托品、奎宁、磺胺类药物、钠和钾巯基乙酸烷
缬草属植物、苯戊溴铵、铅、麦角碱、抗白喉疫苗、食物中毒、有毒菌类、蛇毒。

一些传染病和寄生虫病伴有睫状肌麻痹：麻风病、白喉、肉毒中毒、破伤
风、登革热、传染性肝炎、毛线虫病、钩虫病、阿米巴病。

伴有睫状肌麻痹的神经系统疾病通常有动眼神经的损伤：Economo 病
(流行性脑炎)、传染性脑炎(麻疹、流行性腮腺炎、伤寒、猩红热、牛痘、流行
性感冒、未知的病毒感染)、神经梅毒、结核性脑膜炎、脊髓灰质炎、吉兰-巴
雷综合征(急性自发性神经炎)、Little 病、颅后窝综合征、Wilson 病。

双侧睫状肌麻痹的发生通常因为代谢性和内分泌性疾病：糖尿病、
Graves 病、哺乳期、维生素(B_1、B_2、C)缺乏症、抑郁症、缺氧症。

一些靠近动眼神经的占位性病变可以引起一定程度上可逆的睫状肌麻
痹，例如蝶窦炎、口腔疾病以及 Takayashu 病、癔症等其他原因。

这些导致睫状肌麻痹而仅影响近视力的众多原因显示了睫状肌参与的
调节路径的复杂性，也证明了在双眼受累时，病史可以帮助诊断新出现的近
视症状是否继发于以下原因引起的调节能力的减弱：

- 确切的感染。
- 未知的抗胆碱能药。
- 白喉、肉毒中毒、破伤风、脑炎、梅毒、糖尿病、脑干或垂体窝的肿瘤。

先天性无虹膜是一种先天性、家族性的双眼麻痹，呈常染色体显性遗传。

后天获得性远视(见 2.2.1)，不同的远视度数需要不同的调节去聚焦，
是一种影响近视力的疾病。

眼部和眼眶疾病导致的单侧远视通常代表局部病变：位于肌锥内的眼
眶肿瘤、涉及后极部的眼内肿瘤、先天性的视网膜脱离、视网膜或者继发
脉络膜视网膜脱离、黄斑区渗出性积液、一些视网膜分离手术(巩膜表层减
少)、导致轴性远视的眼球张力减退(青光眼过滤手术后)、瘢痕、角膜变平

角膜创伤愈合后浅层或深层角膜炎)。

散光(见 2.4)可以同时影响远、近视力。

光学矫正不能改善所有的低视力。

调节不良是指适应状态变化的速度变慢,导致视觉障碍。调节不良不仅见于新发现的老视患者,还见于不稳定的血糖控制、慢性乙醇中毒、Graves病、丛集性头痛、头颅外伤、梅毒、麻疹或者链霉素的使用,以及神经系统或选择性肌肉疾病。

对于儿童,由于上面解释的高调节幅度,无论潜在的屈光疾病是什么,其调节能力的降低或消失导致的阅读困难甚至无法阅读仍然是例外。通过睫状肌麻痹后进行眼科检查,可能发现高度屈光不正的失代偿,或者癔症(见于儿童对于离婚、家庭的丧失或者其他心理创伤的沮丧反应)。

.4　调节和老视的验光

所有的疾病都需要诊断标准(见 1.3.4)。除了定性,调节和老视需要定量评估其严重程度,根据其功能下降幅度来预测它的演变程度以及制订有效的治疗方案。那么如何测量老视?

.4.1　视标

在不干扰联带运动反射的情况下(见 1.3.1),我们在不同的照明条件(暗视/夜间环境、间视/黄昏、明视/白天环境)下测量了双眼的调节能力。照明条件的作用是重要的,因为它决定了视觉如何根据对比度简单、迅速、充分地调整焦点。如果无法改变阅读照明,则可以在明视的条件下改变白色背景下视力表的对比度(20%、50%、70%、100%)。

在远视力表中,由于社会文化原因(没有罗马字母表、拼读困难或教育水平等),可采用数字视标替代字母视标。然而,与用于近视力检查的网格视标(正弦刺激)或角视力(Landolt 环)的视标相比,所有远视力的微分辨率视标(字母数字混合视标、图片、Snellen、"C"或者 Landolt 环)的敏感度有所不同。有研究提出一种近视力,用百分比来表示中央视觉效能,100%为最佳视力。然而,通常的测量系统因为缺乏线性十进制视力,且文本内容不统一(修订标准的 Parinaud 和 Jaeger 量表、美国版的点型、符号"M"),故不能获得国际认可。考虑到其在高和低视力范围的准确性,应该只使用最小角度的空间分辨率 logMAR 视力表,因为标准视标版本的多样性排除了患者记忆的可能性。近视力的精确测量必须采用视力表而非其他设备,视力表的支架牢固,洁白无瑕,页面的反射率可控。

视标是视力表上用来测视力的字符。

1.4.2 人体工程学

自动电脑验光仪和视力筛查对老视的诊断都有重要作用,因为部分患者的调节下降将影响近距离、中距离或远距离视力。

静态近视力测量的距离为 40cm(有些是 35cm,美国是 14 英寸),只考虑到从远移近,通过了中间的距离(手臂长度,眼到电脑屏幕的距离)到达近处所需要的调节;动态近视力通过阅读速度来测量,在患者理解阅读的规则的前提下,采用测试文本定量测量每分钟阅读行文的单词数(正常人群阅读速度是每分钟 140~250 单词数)。

对视觉运动紊乱(阅读障碍、书写障碍、视觉空间运动障碍)的姿势学研究越来越引起重视,该研究有助于筛选和处理本体感受缺失综合征引起的各种问题,如阅读时明显头痛,感觉在阅读却没有理解,有 5%~10%的人具有本体感觉缺失症状。和显而易见的听觉、视觉、嗅觉缺失不同,本体感觉尽管和几个器官有关,但仍经常被医患忽略。本体感觉在身体的时间和空间调节上非常重要(见 3.1.3),因此本体感觉功能紊乱会阻碍正常的动态阅读、充分的精力集中以及肌肉伸缩的正常调节。

1.4.3 调节幅度的测试

不考虑易疲劳性因素,在一天中同一时间点,调节幅度是调节能力的主要因素。

.4.3.1 寻找最大调节力

在患者矫正远视力的情况下进行"推进测量"。要求患者盯住 1m 远的阅读板上最小可见视标，然后不断推进阅读板直到看不清视标。移动的距离 (用厘米表示)体现了被测者的调节力(用屈光度表示)，以屈光度来表示的调节力与焦点距离成反比，最大调节力将在最小的距离上。

求出最大调节力：

- 33cm：最大调节力=3.00D。
- 40cm：最大调节力=2.50D。

另一种方法是"调节模糊技术"，固定阅读距离，改变被测者的屈光力，评估其最大能忍受的屈光力。测量距离是 33cm 或 40cm，可能性为：被测者能够看清内容：添加负镜片直到模糊，记录下最后一次被测者能看清时所加的球镜的屈光度，最大调节力=所加屈光度数值+1/测量距离。

.4.3.2 双色试验(图 1.7)

双色试验是基于不同折射的光学原则或纵向色差，彩色差异性折射通过对单色短波长(绿光)实现高会聚，对长波(红光)实现低会聚(图 1.8)来分辨，可以用于筛查和补充近视力欠矫的度数。对于近视力而言，为了使得患者在正常阅读距离有清晰舒适的视觉，所加的镜片应该使绿色部分更清晰。因此，对于近视力刚好矫正的被测者应该看到红色和绿色的视标一样清晰，假如绿色部分的视标看起来比红色部分更黑、对比度更强、更清晰，则对于年轻的被测者调节滞后量是 0.25~1.00D。

"调节滞后"的焦点在视网膜后，一般认为"年轻的"被测者使用最小的调节来辨认其所阅读的字母，字符越小，调节滞后就越低。相反，"调节过度"的焦点在视网膜前。当出现调节过度时，我们必须：

- 确定原因。
- 知道它是否带来麻烦。
- 如有，处理它。

.4.3.3 Jackson 交叉柱镜测试(图 1.9)

Jackson 交叉柱镜(JCC)测试是一种视觉测试，原理是被诱导散光的眼

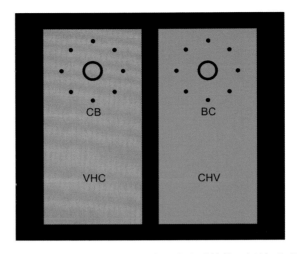

图 1.7 近视力双色试验(红、绿)。如果被测者没有光学补偿：看见红色部分较清晰，则成像在视网膜前；看见绿色部分较清晰，则成像在视网膜后。

睛只有聚焦在最小弥散圆上，水平和垂直的线才是清晰的，将在学习散光性老视中回顾这个定义(见 2.4.2)。调节滞后的非老视者的水平线比垂直线更黑、对比度更高、更清晰。年轻人预期的调节滞后量是 0.25D~1.00D (图 1.10)。

　　将一个+0.50/-1.00×90°固定的交叉柱镜放置在眼前。如果没有光学补偿，被测者：

- 看到垂直线更清晰，则成像在视网膜前。
- 看到水平线更清晰，则成像在视网膜后。

　　合适的近附加后，被测者应该看到水平线和垂直线一样清晰，所加的镜片能够使患者在阅读距离获得清晰和舒服的视觉。

1.4.4 其他

　　最佳远矫正视力和最佳近矫正视力之间有关系吗？二者所动用的解剖结构并不完全相同。事实上，眼分辨能力(眼所能看到的最小不连续性)对被测者来说是固定的，在一个给定的时间，患者在远视力(扫描)和近视力(调节微波动，成像变大、追踪、飞快扫视)时运用不同的视觉技巧，无法在远 20/2

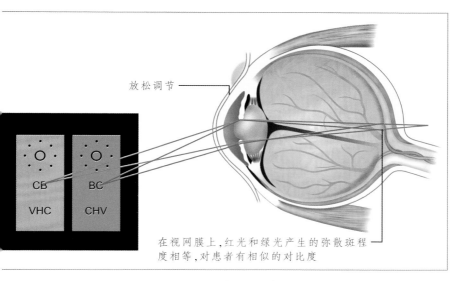

放松调节

CB

VHC

BC

CHV

在视网膜上,红光和绿光产生的弥散斑程
度相等,对患者有相似的对比度

图 1.8　相同对比度下的双色试验。

近 20/20 建立任何等价关系。光学系统能够增大近视力图像的大小(可能
根据优先选择点,中央凹的偏心注视),然而在远距离的时候并不起作用
例如年龄相关性黄斑病变导致的低视力)。

最近,随着波前技术的引进,其他测量调节的方法已成为研究热点,特别
在美国(见 2.5.6.1)。然而,Adrian Glasser 定义的目前唯一可靠而客观的调
测量方法是,3%毛果芸香碱滴眼前后屈光检查对比,可能用去氧肾上腺素
眼来限制缩瞳,但药物可能影响测量(见 1.3.2)。

.4.5　调节微波动

正常人的调节在一天内会出现微波动,这种波动甚至可能出现在睡眠中
者睡眠的某一个阶段(快速眼动期),主要起作用的是睫状肌。电生理显示
状肌的静息电位处于不断动态平衡,类似于在静态试验中为适应平衡姿势
系统而产生的肌肉微缩。

人眼无法在不同距离均保持高准确性地注视物体,已经证实眼睛在注视
处物体聚焦略微靠前,注视近处物体聚焦略微移远。当被测者注视近点时,

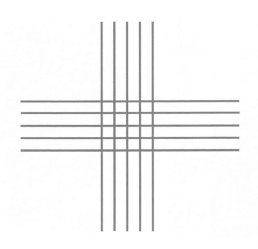

图 1.9　JCC 测试。

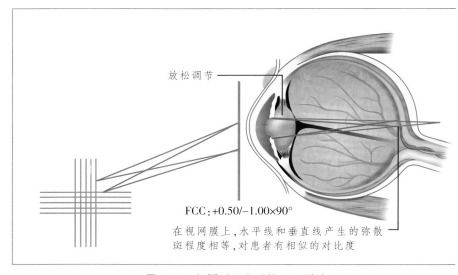

图 1.10　相同对比度下的 JCC 测试。

睫状肌张力增加了晶状体屈光力,睫状肌张力的个体差异很大。肌肉负荷引起的微波动随强度、受试者的活力或疲劳状态的变化而变化。

对于正视眼或非老视眼,睫状肌张力随着注视目标不断靠近而不断增加。对于老视患者,在大概 2m 的距离,睫状肌有一定张力,但是在更近一点的距离睫状肌张力不足;对于调节过度的患者,在一定程度上聚焦位置和视觉目标的距离相一致,但在所有的距离上睫状肌均表现出很强的张力;对于调节痉挛(调节麻痹)的患者,有很强的近视化以及睫状肌连续不断的张力,和视觉目标所处的位置无关。在技术应激性眼病(电脑视觉综合征),睫状肌产生的肌肉张力并不影响近距离视觉,但是当被测者努力看清远处的视觉目标时,则处于调节假性痉挛的状态(图 1.11)。

1.5　调节的发生机制

调节还涉及哪些其他的解剖结构?要回答这个话题就有必要进入一场关

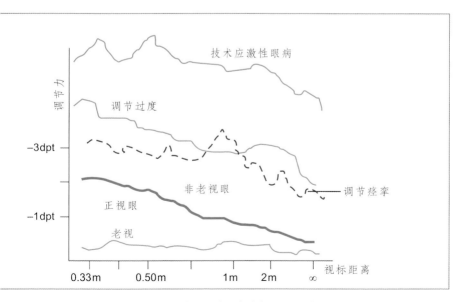

图 1.11　根据目标距离,不同临床病例的调节波动的图解。

于调节机制及其与老视关系的争论。

1.5.1　历史

Johannes Mueller 在 1854 年首次证实了睫状体环形肌的存在,并且提出它的收缩引起玻璃体前移, 继而晶状体前移, 导致屈光力增加。两年后 Herman von Helmholtz 首次在 *Albrecht von Graefes Arch Ophthalmol* 期刊上发表了 74 页关于调节的理论。他认为睫状体环形肌的收缩伴随着 Zinn 悬韧带纤维水平上的张力松弛,晶状体回到了松弛的静止形式。所有人都接受了这种理论,Frans Donders 将该理论写入 1864 年的眼科学著作中。1924 年 Lindsay Johnson 对 Helmholtz 理论提出质疑, 认为在放松阶段通常不存在肌肉张力, 晶状体曲率的改变涉及调节过程中晶状体外周空间内液体的压缩 (见 4.3.3),随着晶状体的前移而前屈。50 年后,Coleman 在流体机制启发下证实了这项理论。

晶状体外周空间是一个空的解剖空间:前壁是虹膜后表面,后壁是玻璃体基底部和前玻璃体皮质的外围,外壁为睫状突及悬韧带插入区域,内壁是晶状体赤道部。

后来,Coleman 应用悬链线模型来解释调节机制,类比悬链线物理问题即一条柔软的绳子,均匀致密以及无法扩展,末端沿着曲线自由悬挂。198 年,他提出晶状体前表面类似这条曲线,睫状体类似吊桥的桥塔。

调节的悬链线理论指的是悬链线数学模型:

Coleman 悬链线调节理论模型认为, 晶状体-睫状体悬韧带复合物和前部玻璃体组成了分离眼前段和眼后段的隔板。调节过程中,睫状肌的收缩推动整个隔板以活塞运动向前,在眼的前后段之间产生了压力梯度,引起晶状体前部膨大以及后表面变平(图 1.12)。

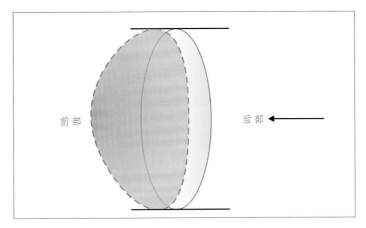

图 1.12　根据 Coleman 悬链线调节理论,在活塞运动中(箭头)晶状体前部膨大和后表面变平(虚线)。

1.5.2　实验模型

实验证明,用 10V 双极电流刺激哺乳动物会在前房产生 15mmHg (1mmHg=0.133kPa)的压力,在玻璃体腔产生 1.5mmHg 的压力。考虑到最初由每个隔间测量到的不同黏性而校正的压力,这两部分之间的压力梯度是 3.75mmHg。

根据眼轴长度的测量,Coleman 的悬链线模型能计算出额外 1.80~2.50D 的调节。

以下事实支持悬链线模型:
- 相对无伸缩的晶状体囊袋。
- 玻璃体塑造了晶状体。
- 前部玻璃体周边的胶原和睫状悬韧带结构的存在,不产生赤道压力,而在晶状体水平产生切向牵引力。

和悬链线模型一致的力学模型的构建证明了在调节过程中晶状体如何

快速、可逆、准确地发生形变。

Tscherning 提出了一种和 Helmholtz 截然相反的理论,认为睫状肌收缩导致睫状悬韧带纤维张力的上升,从而引起晶状体的形变,但没有发生厚度变化。20 世纪 90 年代,Schachar 再次引起了关于 Tscherning 理论调节机制的争论, 认为起源于外胚层的晶状体赤道部随着年龄的增长而持续增加,使得睫状悬韧带纤维在调节时无法使晶状体发生合适的形变,悬韧带的张力逐步丧失。根据 Schachar 理论,弹性囊袋的拉伸伴随着晶状体中间部膨胀(图 1.13)。

Coleman 坚持晶状体囊不具有使晶状体中间部膨胀、前部呈现抛物线而后部保持不变的生物力学特性。很难相信的是人类和灵长类动物能够在几毫秒内用这样的弹性系统看得清楚。晶状体囊理论具有其他缺陷,特别是排除了玻璃体作为调节过程的部分作用,并且无法解释晶状体平移运动中产生施加于悬韧带的横向力矢量。Coleman 反对睫状悬韧带会直接在晶状体上产生横向力矢量和睫状肌解剖刚度不足,即悬韧带稳定连接在晶状体的赤道部以有效地通过赤道部拉伸晶状体。

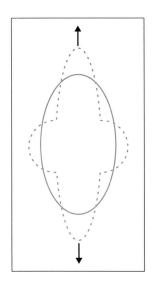

图 1.13 根据 Schachar 理论,调节过程中晶状体膨大。

正如 Thornton 所说,"人们全心全意地相信自己的理论",我们认为所有理论在某些程度上都是对的,调节可能来自各种机制的混合:

- 晶状体圆球度的增加。
- 晶状体前部的平移。
- 虹膜周围运动。
- 大脑的可塑性。

.5.3　临床方法

晶状体赤道部直径随着年龄增加而增大,任何能够通过增加工作距离来保留悬韧带张力的措施也应该能保留调节(假设与此同时晶状体没有变得太硬化)(见 4.4)。

相反,也有研究者支持 Schachar 理论,如果晶状体硬化是老视的主要原因,则无法解释晶状体外周空间增加的实验现象。如果这些实验是相关的,那么 Helmholtz 可能弄错了老视的原因和调节机制。此外,在本书治疗章节将看到(见第 4 章),尽管效果不恒定且短暂,但所有的睫状体或者巩膜扩张手术乃能显示主观的调节增加。

我们试图解释调节中的解剖变化,使用超声技术应用于有机组织。超声波(US)能轻易地穿透软组织,也能穿透黑色素沉着和体液,但不能穿透空空,其组织穿透性取决于初始能量。

根据 US 探头模式将眼球回声设备进行分类:

- 模式 A:回声的一维线性分析(像子弹一样),提供各种界面的图像。
- 模式 B:回声二维分析(像扫描一样),提供局部结构平面图的信息。
- 模型 C:回声三维立体分析,通过模型 B 重建空间。多普勒测速数据以彩色形式显示动态现象(血流、肌肉收缩)。

在调节中晶状体前移之后,模式 A 一维回声图像显示前房变平,前房深度从视远的 4.09mm 变化到视近的 3.49mm。

睫状体和虹膜后的睫状悬韧带纤维难以可视化而导致很多实验的依倚。对于眼白化病、无虹膜的临床模型,通过后照法可以观察整个晶状体,均有助于 Helmholtz 的理论。1937 年 Fincham 开展了一项关于无虹膜患者的研究,报告了在调节和非调节状态之间晶状体的赤道直径改变 6%~7%。

通过测量在高强度交变磁场中身体形成的原子磁性来获得磁共振成像(MRI)(图 4.27)。构成器官的每一个原子核(主要是碳、氢、氮和氧)均响应这个磁场,建立与观察窗相一致的解剖切片。MRI 正在蓬勃发展,尤其是在高分辨率(观察小器官)或功能性成像方面(活体试验后测试影像学改变)。

眼的高分辨率磁共振成像(HR MRI)实现了活体的完全可视化,可以看到:

- 虹膜。
- 睫状肌及其变化过程。
- 晶状体。
- 无虹膜色素干扰下不同结构的几何关系。

HR MRI 的另一个优点是提供了软组织的不同对比度,能更好地观察组织变动。采用 HR MRI 对 22~91 岁的健康志愿者进行体内研究,比较双眼同时视物时不同人在生理条件下调节性能(设置一个在不同距离的目标)与药物诱导的调节。

采用眼 HR MRI 对恒河猴(Glasser)和人(Strenk)进行的一些最近的研究明确显示,在调节过程中晶状体变圆,赤道直径减小约 7%,这些数据和 Schachar 提出的模型相矛盾,他认为调节过程中在睫状悬韧带强大的张力作用下,晶状体赤道直径增加(见 1.5.2),这些结果支持 Helmholtz 的理论。

1.5.4　调节的结构

晶状体的形态变化导致老视,其科学机制尚不清楚。

HR MRI 表明晶状体随着年龄增大而保持生长。

另一晶状体不断生长的证据来自人眼库测量的含水晶状体的重量。

至少对于人类来说，只有晶状体的前部随着年龄的增长保持生长，而赤道部以及后表面保持稳定。然而，恒河猴的晶状体位于眼后段，随着年龄的增长晶状体的前部和后部都在生长。

晶状体前部的生长导致随着年龄的增加出现更多的圆球度，进而导致了睫状体前移，限制了调节过程中补偿性前移的可能性。

一定程度的眼前节组织限制（解剖学上的封闭空间内的堆积）在老视中有重要作用。

虽然 MRI 显示晶状体赤道直径没有随着年龄增长而改变，但睫状肌环明显下降，悬韧带张力在非调节状态下降到零。睫状肌环在悬韧带的作用下向内运动似乎更为合理，但 MRI 表明这种睫状肌位移不会引起肌萎缩，因为任何年龄都存在收缩活动。

睫状肌作为一个真正的肌膈位于环形部分，其收缩会减少眼的横径。

随着晶状体的生长，轴向厚度的增加，悬韧带纤维似乎变得松弛，但晶状体不会随着年龄的增长变得松动或不稳定。不稳定的晶状体表明老年人调节的微波动，但实际并非如此。MRI 显示悬韧带纤维的松弛是由老视眼中晶状体厚度增加引起的。

晶状体的硬度随着年龄的增加而增加，Weeber 的研究显示，随着年龄的增长晶状体电阻率呈指数增长，伴随着调节呈线性下降。该模型是根据动态力学分析数据建立的，其测量了最近去世的 18~90 岁的受试者的晶状体总电阻率，以及局部电阻率。为了确定部分电阻率，研究人员沿着赤道平面切下晶状体，用局部微探针进行测定，获得的数据整合数学的 Shear 模量（刚性模量）和 Young 模量（弹性模量）。结果表明，晶状体总体和局部电阻率随着年龄增加而增加。

假设晶状体结构均匀，假设保持总电阻率不变，则调节力应随年龄每增长 10 年降低 1D。然而，如果设定晶状体为随着年龄增长电阻率呈梯度变化的不均匀结构,将得到随年龄增长调节呈 S 型变化的曲线,曲线显示调节幅度在 30~40 岁时开始缓慢下降,40~50 岁时出现较快的下降,50~60 岁时逐渐下降,直到达到稳定状态(图 1.14)。

荷兰研究员 Weeber 奠定了不均匀晶状体的生物物理学模型基础,整合一系列解剖元素,定义了一个梯度的电阻率。利用晶状体不同电阻率的变化可以解释为什么老化晶状体会失去调节时的形变能力。电阻率的差异也可以用来建立调节幅度根据年龄变化的参考框架,尽可能接近老视的临床数据。

晶状体电阻率测量的动态力学分析可提供晶状体的黏弹性。

部分研究结果指出核与皮质电阻率随着年龄的增加而增加,核的变化幅度显然大于皮质。在所有晶状体样品的测量中,当核电阻率因某个因素增长 10 000 倍时,皮质电阻率仅增加 100 倍。年轻晶状体的核似乎比皮质柔软 10 倍,50 岁左右两者电阻率相近,而在老年人样本中核电阻率是皮质的 200 倍。

用于描述调节幅度的有限元力学模型考虑到晶状体、囊袋和部分悬韧带。

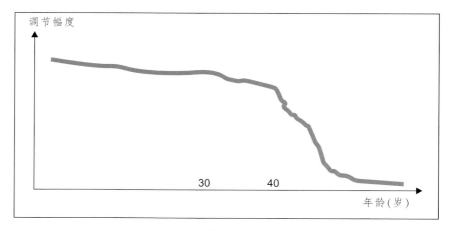

图 1.14 根据年龄的调节幅度变化曲线。

在人类近视发病机制的不同研究中,一些学者研究了眼在调节过程中的生物变化。3D 调节眼轴长度增加 $60\mu m$,8D 调节眼轴长度增加约 $120\mu m$。

在调节过程中,睫状肌的收缩与脉络膜及巩膜前部和内部运动相关联,可能诱导眼轴伸长。

1.5.5　伪调节

在讨论了调节和老视起源之后,需要区别伪调节和调节,这对解决屈光不正和老视以及评估老视治疗方式的成功与否至关重要。

复习一下正常调节的组成[只引用已研究的要素(见前一段)]:
- 晶状体轴向运动(Mueller)。
- 晶状体圆球度的增加(Helmholtz)。
- 晶状体膨胀(Schachar)。
- 活塞效应(Coleman)。
- 集合–缩瞳的联合反应。
- 眼轴长度的动态延伸。

如果分开单独考虑,每种要素产生部分调节,但不是伪调节。

伪调节与散光(见 2.4)、针孔效应(见 1.3.2)、角膜多焦点(见 3.3.7)等相关。

光学上来说,在调节过程中通常认为角膜屈光度不变,但一些研究通过观察鸡的调节过程,认为角膜在调节过程中也产生作用。由于角膜在眼发挥主要屈光的作用(见 1.2.2),调节时角膜中央屈光力微妙的变化可以在眼总屈光力的改变中充分发挥作用,应该在伪调节研究时排除角膜的影响。

Yasuda 发现角膜曲率地形图证实在调节时角膜曲率发生变化,伴随着睫状肌收缩,角膜曲率增加,在调节中屈光力增加 0.60~0.72D。这是角巩膜缘

(通过巩膜突和小梁与睫状肌建立解剖联系)的被动运动吗(见图 4.25)？还是调节过程中压力改变的间接效应或眼球旋转的作用？注射大剂量毛果芸香碱(4%)诱导药理性调节伴随着角膜地形曲率的变化,但没有眼球旋转,在第一个 30 分钟甚至没有测量到压力效应。轻微的角膜调节效应似乎说明周边角膜及睫状肌之间有密切的解剖关系。

1.5.6　调节的对比成像

运用现代影像技术可以比生理学更好地解释人类所特有的调节现象。

在完整的人眼,虹膜阻碍直接观察睫状肌,因此关于睫状肌调节行为的许多研究是基于动物(特别是恒河猴)体内和体外的数据以及人类体外研究。灵长类动物(猴子、人类)的调节系统,许多问题是相似的,但调节随着年老而下降具有很大差异。

物种间的晶状体生长发育及其生理增长存在差异,导致睫状肌和晶状体(以及作用于调节机制的相应的矢量力)这两个结构的几何关系也存在显著差异。从对猕猴和人类老视的发展可能的差异来看,即使老化的睫状肌也存在物种间的差异。例如,人的睫状肌收缩不随年龄的增加而下降(见1.5.4),而恒河猴的睫状肌收缩会下降,这是由于脉络膜的改变(当与后脉络膜的联系解除后睫状肌收缩得到恢复);人睫状肌顶点随着年龄的增长而前移,而恒河猴的睫状肌明显保持在眼后段位置;人类的睫状肌随着调节只发生向内位移,而恒河猴的睫状肌同时发生向前和向内位移;显微镜研究表明,老化的人类睫状肌比恒河猴在更多的肌肉解剖位置产生更多的结缔组织。

由于这些大量的物种间差异,矫正猴子老视的有效方法对人却无效。

人睫状肌收缩不随年龄增加而降低,即使在老视的发展阶段、有晶状体眼或后房人工晶状体患者中也同样如此。虽然老视的睫状肌收缩量和年轻人一样多,但有晶状体眼或人工晶状体眼的老视者睫状肌环直径显著减小。在老视眼的最终阶段,非调节状态悬韧带张力可以达到零,通过睫状肌的收缩不能减少已经达到零的睫状肌张力。

在非调节眼,晶状体赤道直径随着年龄增长是稳定的,睫状肌环的直径随着年老呈比例地下降,这导致环状晶状体外周空间缩小(见 1.5.1)以及非调节的晶状体眼晶状体悬韧带张力下降。

脉络膜方面的研究有助于解释猴子出现老视的机制,但并不足以解释人类的调节,因为人类的调节性睫状肌收缩终身存在。

正如后文将提到的(见 3.3.9),在植入调节人工晶状体的患者中,即使在晚期的老视患者中,也能观察到相同的运动,睫状肌及其收缩力仍然存在。

1.5.7　晶状体直径增长和调节幅度

在 18~50 岁,调节幅度以每年约 0.3D 的速度降低。在 5~10 岁调节幅度的下降速度是青少年时期的 2 倍多。

以下结构性的改变无法解释儿童时期调节能力的快速下降:

- 角膜。
- 眼轴长度,即使 OCT 显示调节中眼轴的改变最多能达到 12μm。
- 睫状肌组织和睫状肌悬韧带。
- 感觉神经的神经支配。

如果考虑晶状体的几何特性和容量的巨大变化,那么幼年时期调节幅度的快速下降可以变得更加清楚。

通常认为,晶状体核在电阻率和硬度上的改变可能导致老视,但晶状体核的电阻率和硬度在幼年阶段并未发生变化(见 1.5.4)。利用认可的平流板流度仪来准确测量黏弹性数值发现,来自小于 40 岁的志愿者和已故捐赠者的新鲜的人晶状体核的硬度和(或)电阻率与年龄增长并不相关。此外,临床上的观察证实了这些实验数据,只要晶状体光学密度(见图 3.5)在 40 岁前保持不变,那么自然晶状体泛黄与调节幅度并不相关。

晶状体囊在 30 岁前规律地变厚和变硬,而在童年时期改变很少。囊膜硬度和电阻率的增加提高了悬韧带张力效能,这是调节幅度下降的原因之一。

晶状体中央厚度在20岁前变薄,之后缓慢增加,事实上,晶状体核不太可能造成调节幅度随着年龄增长而下降。

晶状体囊是包裹晶状体的组织,包括前囊和后囊。

晶状体基质由位于晶状体赤道部的晶状体上皮细胞发展而来的晶状体纤维组成,因此晶状体赤道直径随着年龄增长而增加(见1.5.2)。

正如所有的外胚层组织一样,整个晶状体基质在其一生中持续生长。晶状体赤道直径生长遵循对数模型,在20岁前生长迅速,30岁后变慢(图1.15)。晶状体悬韧带连接晶状体赤道部和睫状肌,随着年龄增长而改变。因此,随着年龄的增加,晶状体赤道直径增加,而睫状肌基础长度减小。所有肌肉都遵循着长度与拉力的关系,随着基础长度的下降,睫状肌最大拉力也将下降,从而导致调节幅度下降。

由于晶状体赤道直径在幼年时期快速增加,睫状肌基础长度在那段时间应快速缩短,导致幼年时期调节力的快速下降。在20岁以后,晶状体赤道直径增加缓慢,因此在18~50岁,调节幅度也随着睫状肌的基础长度呈线性下降。

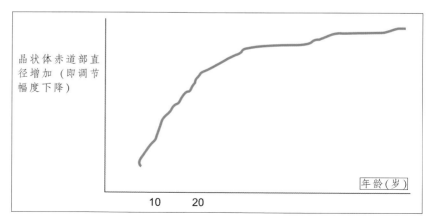

图 1.15 随年龄增长,晶状体赤道直径增加,调节幅度下降。

1.5.8　眼内压调节幅度下降

晶状体赤道部增长遵循对数曲线(见 1.5.7),能预测眼内压(IOP)随着年龄的增长而升高的概况。巩膜突(见图 4.25)将睫状肌和小梁网连接起来,睫状肌张力的增加使房水流动增加,进而导致了眼内压的下降。因此,晶状体直径的增长造成睫状肌基础长度的缩短,使得眼内压的基础值升高。由于晶状体赤道部直径呈对数增加,眼内压也随着年龄的增长而呈对数增加,幼年时期快速增长,随后减慢,实际上眼内压变化的确与对数曲线相符合。通常随着年龄增长,晶状体直径增长导致调节幅度下降,使得在 50 岁后出现老视和眼内压增高现象。

这也有助于更好地理解老视和调节能力之间的关系,下文介绍的内容从正视眼的生理性调节能力转向各种眼病和屈光不正患者的老视 (见第 2 章)。

(黄锦海　译)

第2章

老视与屈光不正

从上文可知(见 1.2.3),老视影响几乎所有 38~40 岁及以上的人群。

基于国际水平评估结果,没有任何屈光问题(即正视眼)的人群仅占 1/4,而其余的 3/4 具有如下屈光问题:

- 每 4 个人中有 2 个远视眼(包括散光)。
- 每 4 个人中有 1 个近视眼(包括散光)。

无论这个比例看起来有多奇怪,最终来看,大自然遵循一种"远视力正常"的规则,更倾向于远视性屈光不正,这种现象更多见于食肉动物(见 1.2.1)。

屈光不正是一种屈光性的功能失调,而非病理性改变,即当眼调节处于放松状态时,远处物体的光学图像不能成像在视网膜上(见图 1.7)。我们将其分为球性屈光不正与散光(柱状或非球性屈光不正)。

此次老视的研究纳入了我们眼科中心的相关数据。当人们达到老视的年龄时,远视或近视的患者确实面对着截然不同的问题。

有许多眼科医生、光学仪器商、视觉矫正师和验光师仍未意识到屈光不正与老视之间的关系。我们基本可以描述出各种屈光不正向老视发展的自然过程中的许多关键点。这也是本章的目的所在。

所有的屈光问题在不同阶段会伴随着相应的眼部或全身病变,从而影响着老视的起始、进展与治疗。本章排除了所有能造成视觉体系改变的其他因素,即使它们对老视有一定的作用,例如,我们不会将视野异常、色觉异常、光强度相关的视觉异常、感知觉异常及视觉丧失纳入研究。以下所列的眼部病变都会对老视产生一定程度的影响:

- 眉毛(炎性病变)。
- 睫毛(多毛症)。
- 眼睑(畸形)。
- 睑裂(上睑下垂)。
- 泪器(流泪)。
- 眼眶(异位)。
- 眼球(眼球萎缩)。
- 眼强直痉挛(青光眼)。
- 泪阜或半月皱襞(肿瘤)。
- 巩膜及结膜(翼状胬肉)。
- 角膜(混浊)。
- 前房(前房积血)。
- 虹膜(萎缩)。
- 瞳孔(散大)。
- 晶状体(白内障)。
- 玻璃体(玻璃体炎症)。
- 眼底(黄斑病变)。
- 葡萄膜(葡萄膜炎)。
- 眼–眼睑敏感性(感觉减退)。
- 眼睑动力(睑痉挛),眼动力(麻痹)。
- 视轴分离(肌痉挛)。
- 注视异常(多发性抽动症)。
- 眼病所致的头位不正(斜颈)。

　　本书并不是一本综合性的眼科教科书,所以仅当上述病变与老视有直接联系时我们才会提及。

2.1　老视与正视(图 2.1)

屈光不正被定义为能通过框架眼镜、角膜接触镜或屈光手术改善的未调节眼的远视力下降。

正视被定义为无调节下的视远清晰。

未矫正老视的正视者,近距离用眼时,即使发挥最大调节也无法看清,这是因为其眼前的景象并没有成像在视网膜中心凹,而是落在了其后面。实际上,正视眼在看远处时,不需要任何调节便能将物像聚焦在中心凹,但不能排除在面对生活中的一些困境时(如疲劳、压力及焦虑情绪)出现的调节波动(见 1.4.5),这些调节波动给年轻人带来许多困扰,但其会随着年龄的增大而逐渐消退,50 岁以后完全消失。

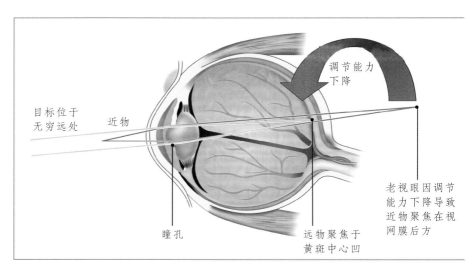

图 2.1　老视的正视眼在视远、视近及调节未补偿下视近的光路。

2.2　老视与远视

下面我们探讨几个远视(统计中最常见的屈光不正)的病例,了解老视如何对远视患者的视觉及生活产生影响。

远视是一种静态的屈光不正,是指无穷远的物体成像在视网膜后方。

2.2.1　远视的补偿

我们在此讨论的是进展性失代偿的远视,并且在出现老视时先出现视近的矫正需求,再出现视远的矫正需求(图 2.2)。

自然补偿机制在远视中格外重要。当远视患者的自然补偿能完全代偿时,则其不会表现出任何症状。远视患者的视力下降是多变的,很多患者不会意识到自身的视觉问题,他们未感到不适,或者只有轻微的不适,所以想让远

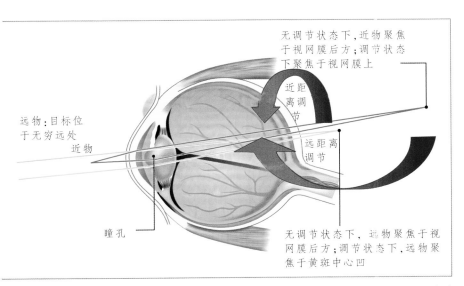

图 2.2　未光学矫正的远视患者在视远、视近及调节时的光路。未矫正远视眼在视远时需要调动一定量的调节才能使物像清晰地落在视网膜上,视近时需要的调节量则更大。

视患者接受远视矫正并不容易,除非患者远视已失代偿。远视患者的视力下降也是多样化的,他们可能远、近视力同时受影响,也可能仅累及近视力,而这取决于自身调节能力所能代偿的程度。

还需要区分一些先天性远视:

● 原发性的单纯性轴性远视,主要通过常染色体显性遗传(中度远视)或隐性遗传(高度远视)。

● 眼部畸形(小眼球、角膜扁平、小角膜、晶状体异位、晶状体缺损)或黄斑发育不良所致的远视。与后天性远视相比,先天性远视总是具有双侧性及一定程度上的对称性。

单侧的、轴性的、后天性远视可能是继发于以下的局部原因或者眼眶疾病:

● 位于眼球后方的眶内肿瘤。

● 侵犯前极点的眼内肿瘤。

● 原发性视网膜脱离或脉络膜视网膜脱离或继发性视网膜脱离,渗流至黄斑区。

● 某些视网膜脱离手术(伴随巩膜变薄)。

● 眼部张力减退。

无论是否是由外伤引起的(浅层或深层角膜炎的后遗症)瘢痕或角膜变平都有可能导致曲率性远视:

● 晶状体后脱位或前脱位。

● 无晶状体或晶状体脱位。

● 某些皮质性白内障。

● 一些虹膜睫状体炎会导致屈光指数性远视。

● 一些全身性疾病如糖尿病(远视会出现在血糖高峰时),或高糖饮食。

目前已有单纯性或混合性远视性散光的相关研究(见图2.5)。我们接下来将要研究不伴散光的单纯性远视的案例。

从生理性光学来讲,远视眼是由于其眼轴相对于其屈光状态过短,以至于物像聚焦在视网膜的后方,这就解释了为什么需要使用光学系统补偿会聚屈光力(正值),从而使物像重新聚焦在中心凹平面。但是事实上,补偿的屈光度数是否有效取决于其潜在的远视程度。

2.2.2　小儿远视

充分放松年轻远视患者的调节（通过频繁地使用睫状肌麻痹剂,见2.2.1）才能客观地评估其实际远视度数。随着年龄的增大,调节能力会相应下降,所以检查婴儿或者儿童时很有必要使用托吡卡胺(快速、短时)、环戊通(45~60 分钟内起效,但是能持续数小时)、阿托品或其衍生物(1~2 小时内起效,但持续时间很长,能达到数天)来放松调节。相反,如果小儿眼科检查没有使用睫状肌麻痹剂,可能很难确定其屈光状态,因为他们年轻且几乎没有远视表现。

高度、中度及低度远视的概念涉及以下几个方面:

- 镜片的厚度,因为有些患者要经常佩戴很厚的镜片,因此要制作超薄镜片。
- 患者自觉视觉障碍。
- 相关病变(如急性青光眼)发生的频率。

低度远视被定义为框架眼镜矫正度数为+2.00D 以下,中度远视是框架眼镜矫正度数为+2.00~+4.00D,高度远视是框架眼镜矫正度数在+4.00D 以上。

从出生开始,婴儿由于其眼球较小,大部分处于高度远视状态,但是他们具有极强的调节能力,从而使远视度数维持在+1.00~+3.00D。

考虑到屈光不正的遗传性,我们建议有遗传倾向的父母不论孩子是否有症状,在孩子 8~9 个月时带孩子去做一些相关的视觉测试(如婴儿筛选试验)。眼科医生经常需要检查 11 个月及以上的婴幼儿,在婴幼儿会言语表达(3 岁左右)前的年龄段检查具有一定的挑战性。

可能因对视力的不关注而在 6 岁半时形成单眼弱视(一只眼比另一只眼视力差,但双眼能完美地相互补偿)。在这个年龄弱视变得不可逆,而在 6 岁之前通过光学矫正或者适当的处理,弱视还是可逆的。

对人类而言,视力发展的"敏感期"一直延续到 8~10 岁,但是其界限仍然未明确。此外,孩子越小(1~4 岁),其发生弱视的风险就更高。

法国作家 Vuibert éditions 在 *La malvoyance chez l'adulte: la comprendre , le vivre mieux* 一书中提到,只要我们能及时计划好适当的重建视觉措施,弱视是可以逆转的。这种措施在早期实行十分有效,但在 7 岁以后几乎没有任何效果。

视觉筛查时,若婴儿 7~8 个月大则通常比较活泼,若婴儿达 9~10 个月则需要先将他们安抚下来。婴儿视力筛查试验是基于优先注视技术,测试时父母抱着婴儿遮住婴儿的一只眼,测试者则像表演木偶戏一样向婴儿快速展示测试卡片,并且逐渐增加卡片的选择性。尽管该测试相对比较粗糙,但能明确婴儿是否具有该年龄的正常视力,并且能发现双眼视力的差异(弱视的检查)。这种测试方法是源于一项庞大的眼科研究。

随着年龄的增大,儿童的轴向远视与调节能力均下降,"正常"儿童保持远视状态直到 6 岁,从 10 岁开始变为正视眼。根据临床经验来看,青春期的低度远视在将来自然消失的可能性很小。青春期的孩子如果由于自身调节补偿而拒绝光学矫正的话,那么他们在 20~30 岁会感到视疲劳而需重新接受光学矫正。

2.2.3 高度远视

高度远视的度数一般超过+4.00D,本身的调节能力已不足以补偿视物所需。从孩童时起,高度远视患者就能时刻感受到视近及视远的障碍,他们必须借助额外的光学补偿。这与近视不同(下文将会介绍)(见 2.3.1)。

无晶状体眼的病例(缺失了具有+18.00~+20.00D 会聚力的晶状体)比较罕见,它会使患者同时经历高度远视与非常严重的老视。从患者的初始屈光状态来判断,−5.00D 的近视在无晶体眼中可能对应+15.00D 的屈光状态,而+2.00D 的远视在无晶状体眼中则对应+22.00D 的屈光状态,这意味着矫正镜片会非常厚。在后文我们会提到(见 2.2.4),对于无晶状体眼的老视的矫正,将会面临一些特殊的光学问题。

根据我们大量的视光经验来看,中度远视或正视眼在出现老视之前的视觉状态是最好的。

根据我们过去 30 年的远视验光经验来看,远视矫正中充分放松调节十分重要,因此雾视技术非常重要,这能避免使用睫状肌麻痹剂所带来的副作用。

雾视技术是对被测试者系统地过矫,通过多增加+1.00D 以上的镜片限制其自身的调节力,使其不起作用并最小化。

我们会让患者从最大字母开始辨认,使他们有充足的时间放松调节。我们试图将这种调节放松状态维持到测试的最后,当患者感到字母太模糊时我们会逐步减少+0.25D 的镜片度数。做这项检查的最好方法是使用自动验光仪,可以限制在不同镜片转换时所出现的潜在调节。值得注意的是,使用自动验光仪时,由于眼在光学元件后测试时所产生的自身调节力未被计算在内,所以测得的远视度数往往会偏低,一些低度远视甚至会被测出负度数,因此在单眼及双眼测试中我们都会实施雾视技术,并且尽可能使用高度数的正镜片来保证调节放松。

2.2.4　光学补偿

通常情况下,远视在青春期前是会不断变化的,在其稳定之前我们可以提出不同的治疗方式,在后文中再进一步讨论(见 3.3)。

人在不同距离获得清晰视觉的临界调节力大于可使用的舒适调节力时,就可能会引起“疲劳效应”。37 或 38 岁以上的患有老视的远视者(有可能更早,取决于远视度数)在长时间工作后,会感到越来越重的疲劳感,持续一整天甚至一星期,在休息之后是可以恢复的。低度远视的患者在中距离(看电脑屏幕)或近距离用眼(阅读、书写)时并不愿意接受光学补偿,但是他们最终还是接受了,尽管最初他们远距离用眼时拒绝一切光学补偿。“看远处的东西,我不需要任何光学矫正。”这是他们在咨询时经常对我说的一句话。事实上,在黑暗环境中的阅读能力下降也证实了屈光不正所带来的障碍:屈光不正或多或少降低了他们的远视力。我们鼓励他们夏天逐步戴渐变镜,而非彩色的眼镜。关于治疗方面我们将在下一章节讲述(见 3.1.2)。

远视患者经常问我,他们是否应该拒绝一切近视力矫正的措施以达到延缓远视进展的目的。作为眼科医生,我们强烈建议在视近时一旦出现轻微的疲劳感或者困难就佩戴眼镜。如果我们将远视患者潜在的自身调节能力考虑进去的话,我们完全可以摒弃客观处方。我们会建议那些具有很强的潜在调节能力的患者偶尔佩戴眼镜,而潜在调节能力相对较弱的患者则需要较频繁地使用眼镜。同样我们可以通过优化视觉环境来提高视觉质量:

- 鼓励患者在用眼时调整周围环境光线的亮度和质量以协助自身调节的补偿功能。
- 避免阅读彩色或低对比度的书籍。
- 减少反光纸质的使用。
- 调整好舒适的屏幕对比度、适合的字体及舒适的人机工程结构(屏幕应低于眼睛水平高度,借助周边的间接光源或自然光)。

如果这样做了,几个月后确实能有效缓解远视的进展,否则在未来一段时间内近视力将急剧下降。

在老视的早期阶段,远视患者多会开始抱怨他们的视力出现了明显下降。然而,我们有时也会发现视力会缓慢且规律地下降,这使我们需要频繁地更换矫正措施。

对于远视患者的视远矫正,我们遵循最大正镜和最小近附加的原则(意味着使用最大的凸透镜)。我们会在后文继续介绍这个方面(见 3.1.1)。

使用最大凸透镜(或最小凹透镜)矫正屈光不正实际上是规定的最大正性补偿,这能给予双眼视最佳的视力。

- 对远视而言,就是"最大正度数"矫正。
- 对近视而言,就是"最小负度数"矫正。

由于老视的进展不可避免,远视患者会发现每隔 2~4 年他们的光学补偿度数会发生改变,直到 63 岁左右达到稳定的最大值为止。随着时间推移,自身调节能力下降,远视患者对全矫的光学补偿镜片也越来越适应,这与老视的进展是密切相关的。一旦远视患者的工作和休闲活动中需要多焦点镜片,我们要及时放弃单焦点镜片,建议患者使用多焦点镜片。

远视者经常感到困惑，老视及远视对自己的视力究竟造成了多大的影响。就如同远视的自然进程一样，远视及老视的发生之间的关系也存在争义。近视伴发老视的患者所感受到的困扰比起远视患者要轻得多了。

2.3　老视与近视

近视是一种球性屈光不正，表现为睫状肌麻痹后的远距离视力一定程度地下降，而近距离或者非常近距离的视力正常(见 1.3.4)。我们需要区分不同类型的近视：

- 轴性近视。
- 曲率性近视。
- 屈光指数性近视。

先天性和原发性近视通常属于轴性近视。先天性近视的一些原因如下：

- 早产儿(视网膜黑白相间或苍白，可能是视网膜病变)。
- 胎儿病(梅毒、弓形虫病、毒血症、射线)或遗传相关疾病。

2.3.1　近视

原发性近视通常出现在儿童及青少年时期。它与遗传相关，主要是常染色体遗传。中度及高度近视大多数为常染色体隐性遗传。

高度近视具有以下特点：

- 调节幅度小。
- 集合能力不足或过强。

高度近视与以下疾病有一定关联：

- 开角型青光眼。
- 皮质性白内障。
- 近视性脉络膜病(通常可见于高度近视)。
- 单个(多见于颞侧)或双个(视乳头周围)的弧形斑。
- 不同类型的周围神经退行性病变(主要发生在颞侧)(可逆性，苍白样或囊状、格子样变性)。
- 黄斑出血伴 Fuch 膜的色素着染。

- 中周部(通常是中心性的)脉络膜视网膜萎缩以不同形状蔓延伴随色素增殖。
- 出血。
- 自发性视网膜脱离导致 Bruch 膜撕裂。

近视还与以下疾病有关联:

- 静止性夜盲症。
- Fuchs 膜萎缩。
- 脉络膜视网膜遗传学变性。
- 中心性脉络膜硬化。
- Wagner 综合征所致的玻璃体视网膜蜕变。
- 眼球震颤及弱视。
- 先天性眼外肌麻痹。
- 眼白化病。
- 先天性骨骺发育不良。
- 脑–眼发育不良(Krause 综合征)。
- Cervenka 综合征。
- 高胱氨酸尿症。
- Minkowski-Chauffard 病。
- Sorsby 先天性皮肤异色症。
- Amalric 综合征。
- Aberfeld 综合征。
- Kartagener 综合征。
- Cornelia de Lange 综合征。
- Apert 综合征。
- 神经管闭合不全。
- Alport 综合征。
- 蜘蛛脚样指趾综合征。
- 先天性外胚层发育不良。
- Rubinstein-Taybi 综合征。
- Bourneville 结节性硬化症。

- Norman-Landing 病。
- 染色体畸变(XXXX、XXYY、XXXXY、性染色体畸变、21 三体综合征、
8 三体综合征、13 三体综合征)。

从生理性光学来看，近视是远处物像聚焦在视网膜前方所致的一种屈光不正。

近视度数越高，物像聚焦点与视网膜的距离就越远(图 2.3)，而调节则趋向于使物像聚焦点向远离视网膜的方向移动。因此，由于对调节的调动需求小，近视患者的调节幅度小。

通过添加负透镜使光线发散，从而使近视眼的聚焦点重新移到视网膜上。

根据近视的度数将近视分为：

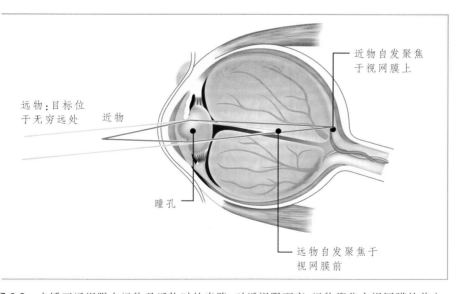

图 2.3　未矫正近视眼在远物及近物时的光路。对近视眼而言，远物聚焦在视网膜的前方，而近物聚焦则更靠近视网膜，聚焦点与视网膜的距离取决于近视的度数。因此，近视眼可以不依靠任何额外光学补偿而获得近距离或更近距离时的清晰视觉，并且老视的症状出现较晚。

- 低度近视,低于-2.00D。
- 中度近视,-2.00~-8.00D。
- 高度近视,高于-8.00D。

调节不能补偿近视,反而会使近视变得更严重。

2.3.2 儿童近视

无论是否使用睫状肌麻痹剂，从出生开始或儿童期就发现的近视通常是病理性的。近视的度数可能会随着年龄的增大而持续加深。在近视中睫状肌麻痹剂仅具有排除调节性成分的作用。为了避免过度矫正,与远视检查相似,在检查过程中使用雾视技术同样非常重要,而不需要在儿童或婴儿期使用睫状肌麻痹剂(见2.2.3)。

对于5岁以下的儿童,验光仪测试并不适用。我们将使用试戴镜,力求以最小的矫正度数获得最佳的视力(见2.2.4)。我们建议度数增长较快的近视患者(年增长0.5D以上)每年进行两次度数检测及镜片验配,而度数相对平稳的患者则可以一年一次。通常情况下,近视从6岁开始进展,根据其遗传性,直到25或30岁才会趋于稳定;近视出现较迟的患者,其进展时间也相应推后,可能会持续至40或45岁;恶性近视通常都是高度近视,其进展可持续至50岁,甚至60岁。

2.3.3 维持近视力

与远视的早期稳定性特点不同,近视的进展可能持续很久。近视患者在远距离用眼时需要额外的光学矫正,而近距离(或非常近距离)时不需要借助任何补偿便能获得良好的视力。因此,当他们出现老视时,会发现自己的单光镜片在近距离用眼时不合适了,而裸眼阅读反倒更加清晰。

近视力定义为25~50cm距离处的视力，超出50cm称为中距离视力,不足25cm则为极近距离视力。

只要老视近距离用眼时所需的近附加比近视度数小，那么近视眼在看近甚至极近距离时,不需要借助任何光学补偿也能获得清晰视觉。对于近视

度数超过–4.00D 的老视患者,即使没有光学补偿,他们的近视力也不会受到
太大的影响,但其工作距离有时会很近并且不舒服(高度近视阅读时鼻子距
离文字仅数厘米)。在这种情况下,近视眼不需要任何调节就可以将近距离
物像聚焦在中心凹,并能获得足够的视野。这能使他们毫不费力地阅读数个
小时, 这也是为什么那么多近视患者在长时间阅读时会不由自主地摘下多
焦镜片的原因。这一点非常重要,并且我们将会在下一章深入探讨关于如何
为近视患者的老视问题选择最合适的治疗方式(见 3.1.2)。

未接受屈光矫正的近视患者在近距离阅读时也能保持舒适的视觉感受。

下面几个特殊的病例值得提一下:
- 近视性屈光参差(双眼近视度数相差较大)。
- 单眼近视(一眼近视,另一眼正视)。

从临床观点来看,如果这种屈光不正是先天性的,那么患者也能很好地
忍受双眼的屈光差异。但也会出现另一种情况,双眼屈光度数相差过大,导
致双眼无法互相适应:双眼因不等像而出现类似复视的不舒适的视觉体验。

---

*双眼物像不等症是指由于双眼屈光不正度数不同(屈光参差),双眼看
到的物像不一致。屈光参差的度数达到 2D 以上有可能会产生双眼物像不
等,出现复视现象(指视物重影)。*

至于后天性屈光参差,想要适应它并非容易的事,参考以下两个病例:
- 双眼视功能得以保留。患者对屈光参差的适应能力取决于患者双眼
物像不等的程度、双眼视功能的潜力及大脑可塑性。
- 双眼视功能不能保留。由于缺少双眼视觉,患者会根据视觉需要交
替切换至远距离(近距离图像被中和)或近距离的图像(远距离图像被中
和)。

我们应尽可能满足患者的视觉所需,保证他们具有单个图像、清晰、舒
适的视觉体验。临床经验证明,当先天性近视性屈光参差患者双眼度数相差
不大且不存在弱视时,具有良好的远视力,同时不受老视影响。对他们来说,

这是一个真正的屈光性机遇和"福利"。单眼近视的患者通常具有交替注视

不易出现视觉障碍,这类患者会更迟地出现老视。近视眼用于视近,而正视

眼用于视远。在多个病例中,患者满足于没有双眼视的生活,不愿意接受任

何屈光矫正。对某些人来讲,这种情况是有利的,它是治疗近视患者老视的

一种屈光模式,后文会具体讲解这种方法(见 3.3.8)。

假如近视度数较高的那只眼出现弱视,情况则不容乐观,尽管其仍保留

不错的近视力(相对弱视的眼)。若患者为严重弱视(远视力低于 20/200),那

么上述情况对患者来说也没有任何意义,在这种情况下,老视眼需要视近的

设备来进行矫正(像正视眼和其他屈光不正一样)。

弱视:未伴随器质性损害而出现的视觉功能下降。严重弱视被定义为远

距离视力低于 20/200,不同于相对性弱视,它是严重的视觉障碍。

2.4　老视与散光

柱性屈光不正的名称来源于该类屈光不正可以使用圆柱形光学透镜进

行矫正,是屈光领域中的规则散光。

眼镜不能用于矫正不规则散光。规则散光的两条主子午线互相垂直(一

条弯曲,一条平坦)。

从光学的观点来看,散光患者对一个物点所形成的像并非一个点,而是

一个弥散斑。

另外,散光眼的屈光状态会随着其主子午线的不同而变化(水平方向视

定义为 0°到 180°,垂直方向则与其相差 90°)(图 2.4)。

2.4.1　分类(图 2.5)

先天性散光常为常染色体遗传的一种屈光不正。具有如下特点:

- 规则散光(主子午线互相垂直)。

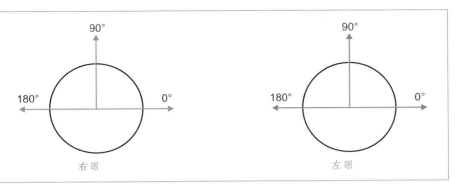

图 2.4 根据双鼻侧轴向符号的子午线方向(TABO 符号)。

- 双侧性。
- 对称性(相对于角膜中心)。
- 镜像性(矢状面镜像的散光)。

获得性散光可能是规则的,也可能是不规则的(两条主子午线不垂直)。获得性散光的病因多种多样,大致如下:

- 白内障手术。
- 斜视。
- 视网膜脱离。
- 上睑下垂。
- 翼状胬肉。
- 长期佩戴软性或硬性角膜接触镜(角膜扭曲)。
- 肿瘤或上睑炎症。
- 衰老。

获得性不规则散光可能:

- 来自角膜:

—圆锥角膜或近视相关的角膜边缘透明样退行性病变。

—外伤或炎症所致的角膜瘢痕愈合。

—角膜退行性病变或角膜手术。

- 来自晶状体(通常为屈光指数性散光):

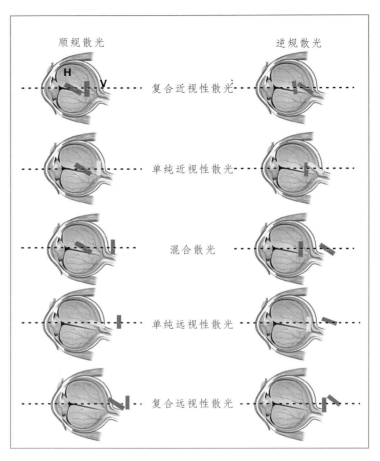

图 2.5 散光分类。根据上图散光示例，可以看到垂直物点所对应的水平像点(H)在水平物点(V)所对应的垂直焦点的前方，这是我们矫正规则散光的理论基础。近视焦点为红色，远视焦点为绿色，而正视焦点为黄色。直接散光也称为顺规散光(WTR)，间接散光也称为逆规散光(ATR)。

—白内障。

—晶状体缺损。

—圆锥形晶状体。

—晶状体异位。

—眼部手术后的晶状体半脱位(尤其是虹膜周切术)。

● 来自视网膜。

● 后巩膜葡萄肿或后极部肿瘤,较少见。

伴随散光而来的症状是调节性疲劳 (因为调节只能使两个物像焦点不断前后移动),从而在儿童中会出现继发性斜颈,最终会导致脊柱侧弯。

顺规散光指高屈光力主子午线位于垂直方向, 而逆规散光指高屈光力主子午线位于水平方向。从生理学来讲,一般人都具有一定程度的角膜的顺规散光及眼内的逆规散光,但度数都不会超过 0.75D。

眼所需矫正的散光总量包括角膜散光(或称眼外散光)及眼内散光(主要来自晶状体)。

一般认为顺规散光是最常见的,单从光学角度来看也是最容易耐受的。

从光学观点来看,散光所致的两个物像焦点可同时位于视网膜前方(复合近视性散光),也可同时位于视网膜后方(复合远视性散光),或一个焦点位于视网膜前方而另一个位于其后方(混合性散光),或一个焦点位于视网膜上,另一个位于其前方(单纯近视性散光)或后方(单纯远视性散光)。

.4.2　最小弥散圆(图 2.6)

这个重要的光学概念是来自未矫正的散光, 在两个物像聚焦点之间存在一个最佳的视觉区域:最佳模糊圆。最小弥散区(或称 Sturm 光锥的最小弥散圆"CLC")是介于两个像点之间的屈光度一半位置的虚拟切面,即两个像点散光度数的一半,该度数与两条主子午线上的度数并不一致。

最佳模糊圆与最小弥散圆十分接近,但并不总是完全一致。当散光度数低(低于 1.00D)时,两者可重合,这也解释了为什么低度散光的患者可以不需要矫正。

严格来说,散光的完全补偿在于将每个焦点都移到视网膜上,有两种方式:①负柱镜形式:使用最大正球镜(或最小负球镜)来获得最佳视力,先补偿最小屈光度主子午线的度数,再转动 90°至另一主子午线并使用负柱镜进

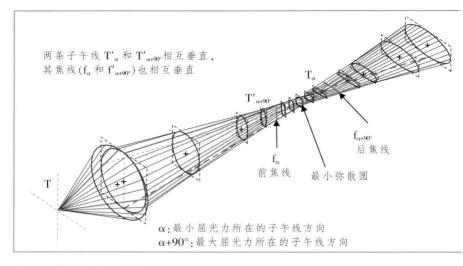

两条子午线 T'_α 和 $T'_{\alpha+90°}$ 相互垂直，
其焦线（f_α 和 $f'_{\alpha+90°}$）也相互垂直

T_α

$T'_{\alpha+90°}$

$f_{\alpha+90°}$
后焦线

T

f_α
前焦线

最小弥散圆

α：最小屈光力所在的子午线方向
α+90°：最大屈光力所在的子午线方向

图 2.6　散光光束（引自 "Analyse de la vision: cours d'optique physiologique 1ère année
CLM éditeur."）。

行矫正。最终，正如图中所示，聚焦力强的焦点重叠到聚焦力弱的焦点上（焦
点移回来时用负柱镜表达的数值是一样的）。②正柱镜形式：使用最小正球
镜（或最大负球镜）来获得最佳视力，先补偿最大屈光度数的主子午线，再转
动 90°至另一主子午线并使用正柱镜进行矫正。最终，聚焦力强的焦点重叠
到聚焦力弱的焦点上。

　　正柱镜形式和负柱镜形式的换算结果是一样的。在所有案例中，一旦决
定了柱镜的度数及方向，就得再次核对球镜的度数。建议使用第一种方法
（负柱镜形式），因为它能更好地控制调节。散光矫正度数的光学表达式是球
柱镜表达式。无论是用正柱镜还是负柱镜表示，其度数必须匹配相同的值。
我们可以得到两种表达公式，两者可以相互转换。例如，+2.00/-3.00×60°等同
于-1.00/+3.00×150°。医生可以根据自己的喜好选择表达式，但由于我们习惯
选择先用正球镜进行雾视，所以柱镜常常以负镜形式表达（见 2.2.3）。

　　散光患者出现老视的基本要素是什么呢？这取决于散光的类型。

2.4.3　散光与调节

散光引起的问题(如头痛、视疲劳、单眼复视、畏光)主要与屈光不正的度数和患者年龄有关:

- 或多或少地感觉到视物不清。
- 对字母或数字混淆取决于散光类型。
- 由于视疲劳的存在,不同的测试可能会测得不同的视力。
- 在单纯性散光病例中,仅因柱镜引起视觉困扰;而在复合性或混合性散光中,球镜与柱镜共同作用引起视力下降。

如我们前面所提及(见 2.4.2),散光患者会尽其所能聚焦到最佳模糊圈(即最小弥散圆),当逐渐出现老视后,因需要一定的调节力改善模糊感,便会感觉到不适。

我们必须尽早去发现和治疗那些高度散光的婴幼儿及儿童,以避免发生子午线性弱视(空间某一方向上的视力损害)。而对于轻微的散光,尤其是 6 岁以后,并不需要特别急于屈光矫正,因为这类散光仅累及远视力(看黑板),而近视力则很少受累(阅读及书写)。到了 30 岁以后,散光患者通常需要矫正,因为他们调节力不足的表现变得明显,尤其在夜间驾驶、电影院、黑暗的环境下。从上面的病例中可以明显看出,低亮度所带来的不适是促使散光患者寻求屈光矫正以获得舒适视觉的重要原因,这也解释了为什么散光患者都不愿意佩戴太阳眼镜(降低亮度,降低对比敏感度),除非为了美观。

2.5　老视与眼病

正如上文所述(见 2.4),不同程度的非球面屈光不正可能伴随实质性眼部病变,这些病变会改变老视的症状。

2.5.1　白内障

屈光指数性白内障(诱发近视)患者通常会说:"医生,我的近视力在这段时间已经提高了很多,我再也不戴我的老花镜了。"远视眼或是远视散光眼发生核性白内障的初期容易表现为近视力的提高,并减少对光学矫正的依赖。然而,这种类型的白内障会使近视眼或是近视散光眼的近视力恶化(阅读距离变得更小、更不舒适)。

非屈光指数性白内障会降低近视力,并且没有满意的光学矫正(不能提高近视力)。

2.5.2 青光眼

青光眼导致视神经病变,极少对老视眼有影响,因为通常情况下中心视力仍保有功能,但是对于有下方旁中央暗点或是下方鼻侧阶梯状暗点(视神经上级神经节纤维的损害)的周边型青光眼,下方视野的缺损不仅影响散步区(楼梯、人行道等)的能见距离,而且影响近视力。

2.5.3 黄斑病变

遗传性黄斑病变(眼底黄点症、卵黄样营养不良)或是黄斑退行性病变(年龄相关性黄斑变性、视锥细胞营养不良)的近视力损害明显增加,大多发生在因调节下降而出现老视的年龄段,这或多或少与黄斑功能损伤有关。为了获得放大的图像,可以给予过矫来矫正老视,同时通过视觉的再适应策略来使用视网膜新的注视点(见 3.1.2)。

2.5.4 眼球震颤

眼球震颤是眼球的振荡运动,通常是双边的、水平的、垂直的、倾斜的或旋转的,表现为不同振幅、速度、节奏、持续或间歇的一种重复运动。眼球震颤者无论是否有并发症(眼白化病),在老视出现时都会有一些视近的特定问题。

眼球震颤描记将眼球震颤精确记录,震颤方向是由快速运动相决定。钟摆性眼球震颤是眼球自中点向两边等距反向的摆动,频繁出现调节问题。

双眼相反方向的垂直性震颤是两边反向且不对称的,一只眼上转的同时另一只眼下转("跷跷板"式),与此相反在钟摆性震颤中或多或少是在同一条线上的。在这种垂直性眼震中,双眼会产生有关联的旋转震颤(通常是高位眼内旋、低位眼外旋),在向上看时,运动速度会加快但是幅度变小,在视近物时或是强烈的光照下震颤减少,这也使得有震颤的老视者能够阅读。在阻止眼球震颤的位置可以提高近视力,可行抗眼球震颤的手术和适当的屈光过矫(见3.1.3)。

2.5.5　异常流泪

由于眼泪的过量或排泄的不足导致的慢性流泪和干燥综合征是患者的主要问题,通常是年长者较容易受到影响。眼睑痉挛会增加这些问题并且加重视近的不适,由于泪膜的质和量处于病态,位于下睑缘的不稳定且不规则的泪河会导致视觉辨认变差,从而出现视近困难。

2.5.6　老视与眼像差

视觉质量的现代研究方法对眼像差(OA)的理解和掌握具有重要的帮助,这有助于改善老视的矫正。

视觉是一种包含视觉感觉的测试。感官视觉不能只局限于在空间辨别上,即视敏度的定量评估,还包括诸如对比敏感度、色觉、运动觉和眼部像差等其余视功能指标。虽然患者视力清晰,可以阅读 1.0 的视标,但仍会有视觉抱怨。

老视的功能评价试验是制订个性化屈光不正矫正方案所必需的,包括:
- 对生活质量的影响(生活质量调查)。
- 证明光学补偿的必要性,改善视觉功能性问题(如最大阅读速度)。
- 矫正后的后续问题及其评价(对比敏感度、调节幅度、双眼视觉)。

包括眼球在内的所有光学系统的像差测量都依赖于像差仪。

2.5.6.1 波前像差仪(图 2.7)

在没有像差时,进入人眼的波前可以很好地在视网膜上会聚成一个焦点,波前像差定义为实际波前和理想的无偏差状态的波前之间的偏差。波前像差仪对人眼像差的测量可以将光学质量量化。这些测量得益于波阵面

(WF)在眼屈光度中的临床应用。

　　光线是一个行进的电磁波,波前是光波的连续性的同相表面,因此,波前是一个面而不是一条线。波阵面是光产生的一种平面,经过一个理想的光学系统后,波阵面将不会发生任何变形。波阵面在进入一个不完美的光学系统后会发生变形,波前像差仪分析入射波阵面所经历的变形的大小。

　　波阵面技术实现了将一束均匀的光线发送到人眼中, 然后接收到从眼球返回并经过各种透明介质的眼球像差。

　　将眼球像差按升序分类:

　　● 低阶像差:指第 1、2 阶像差,用球、柱镜可校正。概括地说,是指离焦散光等传统屈光问题。第 1 阶像差是指 X、Y 轴的倾斜,第 2 阶像差包括离焦和 0° 与 45° 方向的散光三方面内容。

　　● 高阶像差(HOA)更细、更敏感,是第 3 阶及其以上像差,指不规则散

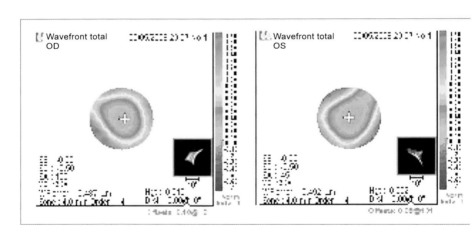

图 2.7　一例老视患者双眼 LASIK 手术后的波前像差图(由 Nidek OPD-扫描 10 000 像差仪拍摄获得)。如上彩色波前像差图代表了两眼(左图代表右眼,右图代表左眼)所有屈光介质的全部的波阵面,即地图覆盖了全眼的透明介质,从角膜、前房、晶状体到玻璃体的一个波阵面的变形。在色度尺上绿色代表波阵面没有变形,颜色越暖说明波阵面领先,颜色越冷说明波阵面延迟。此例中,左眼总波阵面的误差(0.192 μm)和右眼(0.187 μm)是一样的。

光等屈光系统存在的其他光学缺陷。高阶像差的每一阶各包括许多项,每一项代表不同的内容。例如,高阶像差第 3 阶包括彗差、三叶草样散光等 4 项内容。第 4 阶不仅包括球差,还涉及更多项不规则散光等内容。越高阶,像差内容越复杂。

眼球像差在经过数学分析后可整理为一个 Zernicke 多项式 (泽尔尼克多项式 Z)的代数或傅立叶变换。傅立叶变换的数学方法比 Zernicke 多项式更准确,但一般使用 Zernicke 多项式来计算波前像差。

我们可以写一个 Zernicke 多项式作为"Z"的系数总和,Z(m,n)。其中 n 代表像差的阶级(越高阶,像差内容越复杂),m 代表空间频率的虚拟函数,Z(m,n)作为"Z"的系数总和。

其一,根据阶级 n 分类,眼球像差可分为低阶像差和高阶像差。眼睛存在的屈光问题:近视或远视(离焦)和散光,它们都属于 2 阶像差,1 阶像差不会在临床上表达。

眼球像差(图 2.8)依据类型按升序分类,我们将 HOA(n 大于 2)用临床表达如下:

- 彗差(阶级 n=3)。
- 三角形散光(阶级 n=3)。
- 四边形散光(阶级 n=4)。
- 球面像差(阶级 n=4)。

其二,在低阶和高阶的 OA 中,也可以根据空间频率(m)来分类:

- 频率为零(m=0)具有非重复性 OA,意味着在空间上具有旋转对称的形态(离焦,球面像差)。
- 当图案轴对称时,频率是唯一的(彗差 m=1)。
- 当图案重复两次、三次或四次时,频率分别为两倍(m=2)、三倍(m=3)或四倍(m=4)。

尽管有更高阶的 HOA,但其临床影响不大(剩余值较小)。

关于 Zernicke 单项式名称的一些例子,如

- Z_2^{-2}=斜向散光。
- Z_0^2=离焦。

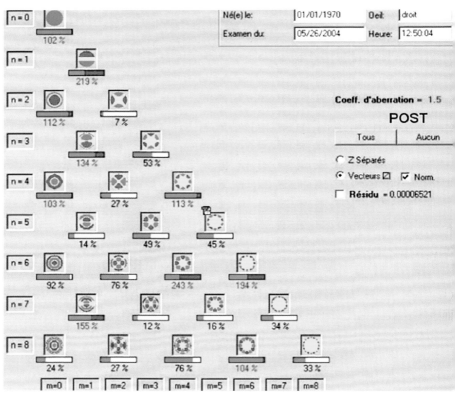

图 2.8 角膜波前像差仪。到第 8 阶级的示例（高分辨率三维眼前节分析仪）（数字图像取自一个 Pentacam 类型的眼前节分析仪）。在这个例子中，OA 在 Y 轴上从最低阶级（n = 0）到第 8 阶级（n = 8）进行排序，X 轴是不同像差的空间频率（m）。每个像差均被最小化，其相对范围用百分比表示。当生理上眼球像差 OA 过多时，过度表达的部分用红色标记。此例中直接彗差（Z_1^3）是正常值的 134%，OA 总和为 1.5 像差系数。超过第 8 阶的 HOA 的影响是微不足道的（剩余值 = 6×10^{-5}）。

- Z_2^2 = 顺规/逆规散光。
- Z_3^{-3} = 斜向三叶草。
- Z_3^{-1} = 垂直彗差。
- Z_3^1 = 水平彗差。

- Z_3^3=水平三叶草。
- Z_4^4=四叶草。
- Z_4^2=顺规/逆规二阶散光。
- Z_4^0= 球差。
- Z_4^{-2}=斜向二阶散光。
- Z_4^{-4}=斜向四叶草。

总的像差是各项的总和。

每种类型的 OA 可以用一个正相位(+)数学公式(正弦曲线表示)或是负相位(−)余弦函数来表示,用符号 Z 来描述每一个像差 Z(m,n)。全眼的像差等于所有 Zernicke 项的多项式总和。

每一项 Z(m,n)用波前像差相对于参考平面偏差的均方根(RMS)表示(图 2.9)。波前像差在通过眼睛后,与参考平面相比可能是超前的正值、在平面上零值或延迟的负值。

波前像差可以在立体图形或比色面上显示:

- 红色:波前领先。
- 绿色:波前在平面上。
- 蓝色:波前落后。

所有的 OA 在很多健康受试者与有视觉障碍受试者中是普遍存在的。OA 在短期内进展和量增大时才会带来不良的视觉质量。

每一像差测量项均可证明临床病变的不均匀程度。例如,离焦和散光的受试者出现以下各种不适:视觉模糊、轮廓或明暗度不佳。球、柱镜矫正可同时补偿离焦和散光。

相反,彗差的拖尾效应显示出一个模糊影,正如在晚期圆锥角膜中所见(垂直彗差)。彗差的临床表现通常包括视力下降或单眼复视,如果彗差数值>1.00μm,临床表现更明显。然而,我们在一些临床病例中观察小数值的彗

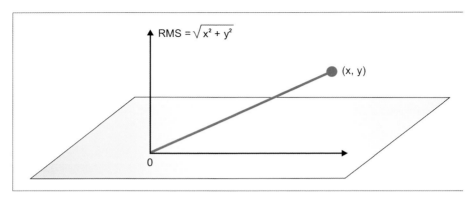

图 2.9 波前像差偏差在 RMS 形式下的空间表示法。

差可能是必要的,彗差在黑暗中影响不大。我们发现三角形散光 Z_3^3 和四边形散光 Z_{-2}^4 普遍存在于圆锥角膜患者。

2.5.6.2 球面像差

球面像差 Z_0^4 导致在明视和暗视的条件下出现光晕、模糊等视觉不适,影响夜间驾驶(图 2.10)。三维图看起来像墨西哥的"宽边帽":形状越对称,像差越纯粹。

因近轴光线和远轴光线的折射不同,所有的光学球面都存在球面像差。

角膜、自然的晶状体、人工晶状体都有可能产生球面像差,且与它们的屈光力成比例。在年轻的受试者中,角膜负球面像差(角膜中央的曲率比周边高)自然地被晶状体的正球面像差(周边光束比中央光束的折射大)所补偿;当老视出现后,晶状体改变,不再补偿角膜的像差而使系统产生正球面像差。

所谓的"正常"人眼存在小比例的混合性的 OA。

OA 在不同的时间(调节)和空间(瞳孔大小)都会不同,以至于像差仪(根据 Hartmann-Schack,Tscherning 或 skiascopical 原理)很少出现完全相同的值,除非在使用睫状肌麻痹剂的情况下(见 1.3.4)。这表明了仪器测量的极

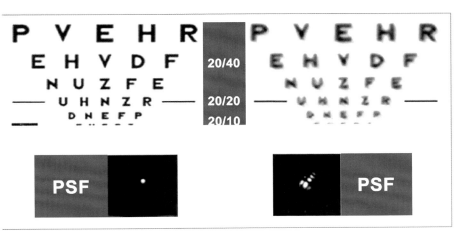

图 2.10　点扩散函数(PSF)和像差下的视觉模拟。视觉模拟可以确定瞳孔直径 3mm 时的视觉质量损失:在左边是没有像差的正视眼(20/20 对应于水平线);在右边是受低阶 OA (近视)和高阶 HOA(球面像差)影响的眼睛。左图的点看不到变形,右图的点可以看到一些扩散(PSF)。

端灵敏度,但也因此难以确定生理状态与需要补偿的光学异常之间的边界。具有缩瞳作用的溴莫尼定可在日光下使瞳孔缩小 0.24~0.50mm,并在夜间防止瞳孔的散大。

　　我们估计在视觉损伤中所涉及 OA 的相对比例如下:

- 离焦和原发性散光(70%)。
- 彗差(10%)。
- 球面像差(15%)。
- 其他对视力影响的异常情况(残留误差,少于 5%)。

2.5.6.3 多焦点 WF

WF 像差仪能定性和定量测量眼的像差:

- 屈光度和瞳孔直径之间的关系(见 1.3.2)。
- 像差分类图。
- HOA 系数(球差、彗差)。

　　调制传递函数(MTF)也叫空间频率对比敏感度函数,以空间频率的函数,反映光学系统传递各种频率正弦物调制度的能力,反映光学系统传输对比度的能力。可以表示为一个验光字体的模拟图像,或是一个所见到的客观物体,或是一条光束的模型。

　　点扩散函数(PSF)也提出了一个关于在二维中的视觉质量的理念(见图2.6)。

　　可以通过对比敏感度函数(CSF)来模拟对比敏感度以及在柱状图上量化,从而体会不同对比度下的敏感度(通常为 10%、20%、100%和平均值)。一般来说,我们可以通过功能恢复曲线,或是利用更加先进的功能性磁共振成像(MRI)脑活动分析技术来评估人对目眩的敏感性。

　　负球面像差和彗差都是 HOA, 它们自身产生了对老视有利的自然多焦点。

　　自然的顺规彗差在两个区域共享了眼的"光圈":上方远用,下方近用,能补偿一部分的老视。在视远(相对瞳孔散大)时,正负球差对老视都是不利的;在视近(相对瞳孔缩小)时,负球差是有利的,而正球差是不利的。在远视眼与正视眼中,随着瞳孔的缩小老视加剧,因为调节–集合–瞳孔缩小三联运动使近视力变差(见 1.3.1)。

　　调节产生了 OA 用于看近,如负球面像差和彗差。

　　除了屈光不正, 一些作者将 HOA 引起的视觉缺陷称为像差不正(aberropia)。像差不正起因于与 HOA 相关联的球形负效应,无论是由于有利和不利的像差之间的不足,或是由于不利的像差引起,这些都与视觉表现的损害一起发生。

　　为了矫正像差不正,如同屈光不正,正负 OA 之间可以相互作用。

　　自适应光学(AO)可以实现视觉策略和 OA 之间的实时连接。AO 是一门控制系统 OA 的科学学科,像差分析仪对 OA 进行光学补偿以减少或消除各种观测到的所有或部分的 OA。近来，AO 促成了对人类视觉缺陷的研究。当其应用于眼科时，AO 技术有助于矫正甚至是调整 HOA，以至于能更好地去理解其对人眼视觉的影响。在眼科，AO 被看作是一项能矫正或是调节眼 WF 中 HOA 比率的精密技术。

通过 AO 装置对低阶和高阶的 OA 进行矫正，理论上可以在单色光上给眼睛一个好的视觉质量，其只受限于衍射影响。

衍射斑的尺寸和黄斑中心凹光感受器的直径之间的关系决定了眼睛的辨别力。根据实验条件 AO 确定了视力极限值：在没有 OA 时，视网膜照度的直径被估算为 $3\mu m$（瞳孔直径为 6 mm，焦距为 20mm），该最大分辨率对应于大约 40/20 的视敏度。此外，AO 已经将适应机制的研究从神经系统到 OA 变为可能：AO 可以矫正 HOA，也可以调节它，因此，HOA 可以提供潜在的有益效果（产生多焦）。对神经系统的训练有利于光学补偿矫正，甚至部分地补偿 OA 所带来的视觉模糊。

在回顾了对老视有影响的屈光不正和眼科疾病之后，我们关注对老视的光学补偿矫正。

2.5.6.4 视觉质量

视觉质量的现代调查方法为了解和控制眼球像差提供了宝贵的帮助，有助于改善老视的补偿。

光作用于视觉器官，使其感受细胞兴奋，其信息经视觉神经系统加工后便产生视觉，是人和动物最重要的感觉。感官视觉不能只限于对空间辨别的视敏度的视力评估，因为除了视力测试，它还有更多的定量方法，例如对比敏感度、色觉、运动觉，以及最近报道的 OA。

这些功能性评估测试对于屈光不正合并老视者的个体化矫正方法的制订非常重要。这些测试应该包括：

- 主观评价对生活质量（生活质量调查）的影响。

●领会功能性问题,从而证明光学补偿的必要性(最大阅读速度)。

●意识到补偿后的后续问题及其进展(对比敏感度、调节幅度、双眼视觉)。

视觉质量的概念(对比敏感度、像差测量)补充了视力检查的不足,一些术后患者即使可以看到 20 /20 的视标,也可能会有视觉抱怨。

OA 的测量需要波前像差仪。

2.5.6.5 角膜的非球面性和 OA

如果角膜呈球形,HOA 的比率将是非常重要的,影响投射在视网膜上的影像的所有视觉质量。

在正常人群中,80%的角膜是扁长的,即意味着是非球面的,有着-0.26 的平均 Q 值。角膜曲率计显示在角膜中心的曲率更弯曲,而周边区更平坦。

在平均人群中,角膜有+ 0.23μm 正球面像差[Z(n=4,m=0)],晶状体有 -0.16μm 的负球面像差。

如果调节能获得较好视力,这就好像在调节的过程中,全部球面像差的补偿提供了较好的视觉质量。

调节现象引起了在 HOA 方向上的一个动态变化(球差和彗差)。

从光学的角度来看,角膜和眼内球面像差率之间的不平衡导致了一个不理想的 OA 补偿。

随着年龄的增长,角膜更加趋向球形,因此增加了角膜的正球面像差。随着时间的推移,晶状体的负球差降低,但不一定会变成正球差。

(姜珺 译)

第 **3** 章

老视和光学矫正

光学矫正的概念尤其适用于老视的诊疗。如今眼视光医生可以建议患者进行如下光学矫正:

- 框架眼镜。
- 角膜接触镜。
- 屈光手术。

光学矫正是一种暂时性姑息疗法,需要定期复查,不能将之认定为根治疗法。在大部分病例中,老视的光学矫正包括:

- 一级预防(出现影响)。
- 二级预防(影响加重)。
- 三级预防(出现老视的并发症)。

当患者感觉到明显的、永久性的社会和个人活动的失能或障碍时,光学矫正就变得很有必要。

在过去的几十年中,刚刚退休或者已经退休的老人对视觉质量的要求越来越高。如今,中年人仍然参与很多活动,并且对许多事物充满热情,比如散步、跑步、徒步旅行、阅读、打桥牌、填字游戏、缝纫、刺绣、网络工作等,他们对视觉的期望包括从远到近的很大视觉范围。光学矫正的经验实际上依赖于患者个体的心理境况和医生对患者可能已存在的屈光不正的判断。老视患者,尤其是以前从来没有接受过任何屈光矫正的患者(正视和低度远视),

往往有一段艰难的适应时期去适应屈光矫正的方式来提高中距离视力或者近视力。

由于微型计算机的使用，医生在中老年群体中发现了很多微小的病理改变，这些病理改变一般不引起症状，除非有微小斜视和调节性视疲劳。

由于微型计算机设备的广泛使用，现在大部分老视患者发病时，需要中间距离（一臂长的阅读距离）的光学矫正，因此医生在诊疗时，必须将中间工作距离考虑在内，而不是只考虑近距离视力（近距离阅读、编织等）和远距离视力（驾驶、看电视、看电影等），而在以前，只有少数的老视患者，如音乐家、制图员等，对中间视力有特殊要求。

3.1　老视和框架眼镜

我们通常把框架眼镜叫作需要装在合适框架上的眼科光学镜片。光学矫正是在空气环境中的概念，当镜片用在水中的特殊环境中时我们称之为水下镜，例如潜水镜、游泳镜。

3.1.1　近附加策略

在决定任何近附加值前，必须确定矫正受试者远视力的最大正透镜的光学矫正度数，包括主观的单眼检查、双眼平衡和双眼调节放松检查。我们希望在整个视觉检查后得到相对舒适的远视力。

3.1.1.1 最大调节力的确定

一旦确定了最大的调节力（见 1.4.3.1），我们取该值的 2/3，这可以获得理论上的舒适调节；理论上舒适的调节＝最大调节力×2/3。然后根据工作距离"d"确定近附加值：近附加值＝1/d－舒适的调节（近附加等于调节需求减去自身的调节能力）。

3.1.1.2 双色试验（见图 1.8 和图 1.9）

该测试原则来自眼睛纵轴的色差（见 1.4.3.2），在某些特定的病理状态和患者身上可能存在缺陷，无法测试。

患者在通过试镜架得到远视力的最大正镜矫正度数的基础上，加上双眼近附加或根据年龄估计的近附加度数。我们在患者的通常工作距离进行双色试验：

- 如果患者在绿色区域看到更强烈的对比：双眼增加正球镜，直到在红绿区域获得了相同的视标感知对比。
- 如果患者在红色区域看到更强烈的对比：双眼增加负球镜，直到在红绿区域获得了相同的视标感知对比。
- 如果在红绿区域获得了相同的视标感知对比，近附加已被恰好矫正。

3.1.1.3　Jackson 交叉柱镜试验（见图 1.11）

在用最大正镜矫正远视力的基础上根据年龄估计加近附加，再给双眼增加一个固定的交叉柱镜（FCC），通过 FCC +0.50/−1.00×90°，我们在原先的矫正上诱发了散光刺激，这个散光刺激在高度散光和未矫正的低度散光患者中是不够的。

我们将 Jackson 交叉柱镜置于习惯工作距离：

- 如果患者在水平方向上看得更清楚：双眼增加正球镜直到水平和垂直方向上一样清楚。
- 如果患者在垂直方向上看得更清楚：双眼增加负球镜直到水平和垂直方向上一样清楚。
- 如果在水平和垂直方向上看得一样清楚，则近附加已经准确。

不管用什么方法，试戴镜的试验性矫正都要尽可能遵循平时工作环境（距离、灯光、位置等）。

对于 40cm 的工作距离，近附加通常不能超过+2.50D（33cm 的工作距离是+3.00D）。然而，如果患者在一个特殊的距离工作或者有弱视，近附加度数可以更高。

3.1.2　客户定制的框架眼镜（图 3.1）

实现个体化定制镜片和框架对所有专业人员都是至关重要的。

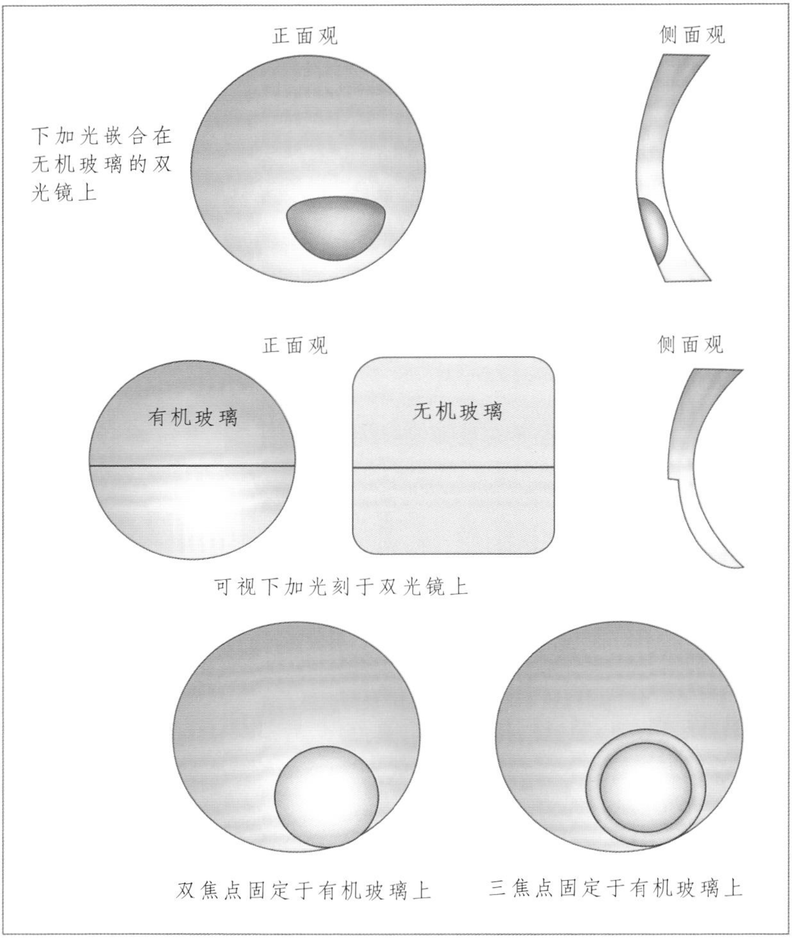

正面观

侧面观

下加光嵌合在
无机玻璃的双
光镜上

正面观

有机玻璃

无机玻璃

侧面观

可视下加光刻于双光镜上

双焦点固定于有机玻璃上

三焦点固定于有机玻璃上

图 3.1 双光镜和三光镜举例。

在技术上必须达到能够根据头的位置和视觉习惯(例如,脖子僵直、颈椎病)调整框架镜的使用方式(运动、久坐的职业、会计工作者)[3]。

老视患者的镜片必须可以适应不同光照条件下的视力:

● 在暗视力情况下,白色镜片需要进行抗眩光、抗静电的处理以减少镜片吸附灰尘等污染。

- 在中间视觉情况下,镜片不超过 ANSI 标准的 1 类的透光率。
- 根据活动类型和(或)视觉舒适情况提供合适颜色的太阳镜或者偏光镜。

框架必须有合理的弯曲,能在明视觉环境中有效地防紫外线。

对老视患者,必须认真决定其光学矫正:

- 当远视者刚发生老视时,如果患者可以接受,则必须先用一个最大的正镜来矫正远视力。
- 近视者,如果需要并且可以忍受欠矫,则可以使用欠矫来延迟佩戴多焦点镜的时间。

当老视来临,需要同时矫正远视力、中间视力和近视力,要用渐进多焦点镜片:

- 我们只能为一个给定的视觉距离提供一个特定度数的单光点镜片,景深取决于调节储备。
- 将两种不同屈光力磨在同一镜片上,成为两个区域的镜片叫双光镜:通常用于看远的区域叫作视远区,位于镜片的上半部;用于看近的区域叫作视近区,位于镜片的下半部。但有一些特别设计的双光镜,设计为视远区和中间视力区(在这种情况下,中间视力区需要更多的镜片高度)或者中间视力区和视近区。
- 三光镜有三种屈光力的设计:分别矫正远视力、中间视力和近视力。
- 多焦点镜或渐变镜,其近附加度数渐进性增加,视觉区从远延伸到近,全程清晰。
- 半渐变镜或办公镜,近视力补偿度数递增,视觉区从中间视力延伸到近视力。
- 在办公环境中,半渐变镜的中间视力区在镜片的上部,近视力区在镜片底部。这种框架镜不得不舍去了远视力部分,所以尤其适合那些喜欢舒适的或特殊屈光异常的、远视力不需要矫正的患者。

老视越严重,需要的近附加越多,镜片上部的远视力区和下部的近视力区的差距也越来越大。早期佩戴确实可以增加戴镜的舒适性,且更容易适应。这就是我们为什么建议那些老视患者在其 50 岁时,不要犹豫太久后才去考虑佩戴渐变框架镜。

3.1.3 多焦点镜片

法国的光学产业已经申请了很多关于多焦点镜片的专利。同德国一样,他们也在欧洲的渐变镜领域不断地加强自己。然而,因为持续存在患者适应困难的问题(达 5%的患者),要将单焦点镜改成渐变镜依然存在阻力。这种现象主要来源于镜片渐变的稳定性不够,难以定位阶梯的台阶量(导致了老年人的频繁佩戴失败),视觉窗的实用性不够,对做手工的患者来说不够方便。患者更喜欢那些愿意仔细聆听,并且毫不犹豫地告诉患者怎样去使用框架镜以及可以参加哪些特殊活动的配镜师。当配镜师发放新眼镜时,他应该解释眼镜的使用方法,以及关于患者需要注意的特殊事项。尽管如此,高档次的渐变镜只有在如下特定的条件下验配,才能让大部分患者满意:

- 根据视光医生/配镜师的建议选择适合的框架。
- 镜片的几何设计必须适合于患者的使用情况。
- 如果患者之前已经佩戴渐变镜并且觉得满意,则选择和原镜片相同类型设计的镜片。
- 虽然入门级的渐变镜片价格便宜,但它并不适合所有的老视者。
- 必须采取全面的测量,渐变镜片(图 3.2)的中心定位对于老视者以最小的姿势变化和最佳舒服状态使用镜片上不同的可用视觉轨道来说是必不可少。

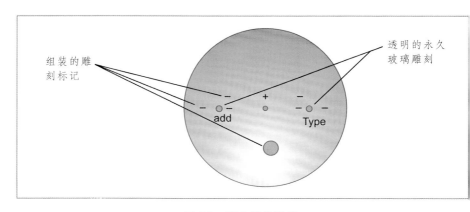

图 3.2　渐变镜的例子。

●远视力的矫正必须尽可能往正透镜方向矫正（根据患者的视觉舒适情况），近附加度数不能太高。对于绝大多数老视患者,近附加是与年龄相一致的。

我们仍然常常发现欠矫正的远视眼(不够"正的"远视力)或过矫的近视眼(太"负的"远视力)导致近附加太高,这仍是一个众所周知的拒绝渐进片的原因。

●不恰当的小度数柱镜矫正。在给曾经没有过任何散光矫正的患者开0.25 或 0.50 屈光度的柱镜处方之前,我们应该确保这是一个有益的矫正:

——视力得益于柱镜而不是等效球镜。

——柱镜使得视觉舒适性有所增加。

——不是张力性的散光(一般是逆规或斜轴散光)。

否则,镜眼距离导致的像的失真会造成很大的干扰,尤其是渐进多焦点框架眼镜。

此外,除非真的有益,在验配患者的第一副渐进多焦镜前,我们尽量避免改变患者散光的度数和(或)轴向,之后再注意散光的变化情况。

●还应该进行双眼视觉功能检查:融合能力和立体视觉。双眼视功能异常的患者,尽可能在配眼镜之前做合适的双眼视训练。在很长一段时间里,我们认为屈光参差和被剥夺双眼视觉的患者不能戴渐进镜或离焦的眼镜,这个观点并不完全正确。

如果拥有清晰、持久和舒适的视觉,则双眼视觉正常;如果有复视、模糊或者不舒服(相关症状)的视觉,则双眼视觉异常。

上述情况仍然是患者不适应渐进多焦镜最常见的一些原因,但大部分患者可以适应渐进多焦镜,并且没有任何困难。

眼镜上的污垢和其他的划痕经常给老视者造成困扰,因此,我们要让患者相信选择经抗静电处理的具有良好光学表面的镜片的重要性。反复使用洗涤剂与去污剂或者家居用品清洗眼镜会不可逆地损坏镜片光学表面,所以不建议使用这些产品来清洁镜片。为了爱护眼镜,必须使用特定产品或清洁麂皮擦拭,避免用任何纸巾擦拭眼镜,因为纸巾会刮擦镜片,从而破坏镜片的表面膜层。为了保护镜片表面膜层和树脂镜片,不可将眼镜暴露于高温环境,如暴晒的汽车内、蒸汽桑拿或浴室澡堂里。

如果你无法忍受渐变镜,眼科医生/眼视光医生会小心检查镜片的光学质量(低端、中端或高端的镜片),这些是一些配镜师几乎不能发现的问题,同时还会检查双眼视觉功能是否异常。

隐斜视是双眼之间眼肌功能障碍的一种会聚不等,往往是潜在的,可用遮盖试验检查。隐斜视可为会聚性(内隐斜)或发散性(外隐斜)。

隐斜视或斜视意味着双眼融像被分离时眼位偏斜。当患者的双眼不能保持舒适的融合状态时被称为"失代偿",表现为双眼视物模糊或分离、头痛、眼部瘙痒或烧灼感、视疲劳过度的流泪等症状。

治疗效果不佳的会聚障碍被称为本体感觉障碍——姿势障碍综合征,其发生率逐渐增加[4]。

本体感觉是身体的感觉(见1.4.2),静(直立位)和动(跑、跳等)时均发挥作用。本体感觉临床传导途径涉及以下几个器官:

- 脚、眼睛。
- 体表皮肤。
- 内耳、咽喉。
- 前庭系统。
- 骨骼肌肉。

本体感觉障碍会引起一些非自主的和无意识的表现。代偿现象有时会导致疼痛、挛缩或眩晕。

在临床体位学中,本体感觉的缺乏需要多模式治疗方法。眼位再平衡必须伴随着一个康复过程,可能与其他感受器的康复(本体感觉的基础、前庭的康复等)相联系。

失代偿性的眼本体感觉障碍伴随着躯干、颈部肌肉组织和眼球运动肌肉强直性的挛缩,影响着佩戴渐变镜的老视患者的舒适性。只要患者不能克服本体感觉障碍,就不能良好地耐受渐变眼镜。

我们应对导致渐变镜不能被耐受的那些常见的、可被解决的原因加以重视,而不是使用功能相对差的双焦点眼镜,甚至是使用两副不同的眼镜等其他光学矫正方式来替代渐变镜。

3.2　老视和角膜接触镜

无论光学眼镜技术怎么改进,即使用最新的渐变镜,老视患者都可以选择临时的角膜接触镜(作为眼镜的补充)或永久佩戴接触镜(替换眼镜)。

角膜接触镜的改进需要考虑各种因素以提高易操作性、舒适度和持续佩戴时间。老视者要求临时佩戴角膜接触镜时,最好的选择是亲水软性接触镜(SCL):一次性、水凝胶或硅水凝胶镜片。

多种多样的含硅软性接触镜在市场上的出现(之前多是水凝胶接触镜)拓宽了佩戴者的选择范围:

- 高透氧性使长时间佩戴成为可能。
- 因为较低的吸水性,干眼患者能更好地耐受。

硅水凝胶软镜更耐磨损,并且有时在眼睛上有一定附着力,它们的高透氧性允许其在昼夜偶尔长时间佩戴。

3.2.1　软性角膜接触镜(图 3.3)

老视者对接触镜的适应必须考虑其活动(高尔夫、空中运动、工作环境、在责任岗位上的镜片处理)。

抛弃型接触镜:使用 1 天、1 周、15 天、1 个月或 3 个月抛弃的接触镜。富含脂质的眼泪会弄脏镜片,所以最好佩戴短期的抛弃型接触镜。如果没有症状或耐受性好,可以选择使用时间稍长的抛弃型接触镜。

在刚开始适应时,镜片的操作会阻碍老视患者使用接触镜,尤其当他们还没戴上其第一片隐形眼镜,而又没有框架眼镜,看不清楚的时候。

与青少年不同,老视者使用镜片时会更注重卫生,因此在这个年龄段佩戴接触镜感染的发生率较低(图 3.3)。详细信息介绍和学会清洗护理是对佩戴者进行注意事项教育的一部分内容，提醒患者遵守卫生原则是很重要的(清洁并干燥双手、专用的接触镜护理产品、如有任何怀疑及时抛弃镜片、频繁地去蛋白护理等)，可以避免所有的表面感染(镜片下的角膜脓肿、阿米巴角膜炎等)(见图 3.3)。必须排除所有不适合佩戴接触镜的老视患者，尤其是高度屈光不正、散光、屈光参差者。

接触镜也是一种临床选择，应该推荐给有需求的老视患者。

然而，对于所有年龄段和所有类型的屈光不正，无论球面与否，我们看到一些光学矫正的解决方案确实存在(见 3.2.3)。

老视者可以选择不同亲水性材料的软镜和高透氧性的硬镜。近几年，又出现了硅水凝胶软镜，它具有高透气性。

3.2.2 硬性角膜接触镜

软镜在所有年龄包括老视者中都很有市场，但是很多患者不愿戴硬性透氧性角膜接触镜(RGPL)，因为觉得是"硬性"的，即使镜片其实是由半硬性材料(硅胶丙烯酸材料、氟-硅胶丙烯酸材料)制成。即使部分积极的佩戴者把 RGPL 用得越来越好，也无法完全改变上述患者对硬镜的第一印象。为什

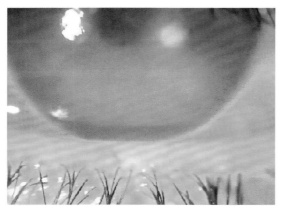

图 3.3 接触镜下的角膜脓肿(照片由数字化 Rodenstock 裂隙灯 RO5000 获得)。佩戴接触镜后所形成的白色圆盘状角膜脓肿是一种少见但严重的并发症，可以导致眼球穿孔或有异物的角膜创伤。佩戴接触镜的老视者应该像其他接触镜佩戴者一样，必须遵守卫生和护理原则，有疑问应该咨询医生，早期及时、有针对性的治疗往往是最有效的。

么要继续提出 RGPL 呢? 因为 RGPL 是有高度角膜散光(内环曲面的硬镜)或全眼散光(外环曲面的硬镜)的老视者的第一选择,因为:

- 屈光稳定。
- 感染发生率低。
- 昼夜佩戴可超过一个月。
- 戴 RGPL 的患者的随访质量高 (有些患者已经戴了 45 年而没有任何不便)。

3.2.3　接触镜适应的原则

软性接触镜(SCL)在舒适度上有优势,但无法达到和 RGPL 相同的长期使用性能。佩戴 RGPL 和 SCL 都有发生过巨乳头结膜炎的病例,但 SCL 更易发生巨乳头结膜炎(长期并发症)。

老视者普遍干眼,但这并不是佩戴 SCL(低吸水性镜片)或 RGPL 的禁忌证。我们建议佩戴接触镜时定期滴不含防腐剂的人工泪液,或者在局部麻醉下做泪点栓塞,从而有利于保留自然眼泪。其次,均衡饮食,食用富含多不饱和脂肪酸(ω-3 和 ω-6)的食物,琉璃苣和月见草油还可以改善佩戴接触镜的局部营养条件。

为达到理想的视觉舒适感,老视者佩戴接触镜后必须同时获得很好的远视力、中间视力和近视力,否则将不得不另外佩戴临时或永久的眼镜来补偿远距离或近距离的光学不足,然而,在尝试不同的接触镜方案前,这并不是令人满意的光学解决方案。就老视者的接触镜矫正而言,目前没有标准化的解决方案。

对于屈光参差者(见 2.3.3),我们建议单眼视,就是说优势眼在光学矫正后用来视远,另一只眼在光学矫正后用来视近(见 3.3.8)。在其他情况下,我们更倾向为老视患者推荐双焦或多焦点镜片。多焦点的 SCL 基于不同的视觉原理:

- 最常见的是一个中央光学区视近(如调节辐辏缩瞳协同运动),周围区视远(见 1.3.1)。
- 相反的情况较少见(近视者中央区视远,周围区视近,这并不适合远视者)。

  • 一系列适应瞳孔直径的远近视力交替的球面同心圆。

远近视力之间的过渡区可以是渐变的,也可以是中央非球面突变的,其近附加必须将空气中的光学矫正值进行镜眼距离换算, 以获得接触镜度数(见 3.1)。同样的附加情况适用于 RGPL 中分段的交替视力(根据需要进行双焦点设计,在正确的子片位置上有合适的近附加)。

3.2.4 角膜塑形镜(OK 镜)(图 3.4)

OK 镜就是一种特殊设计的 RGPL,通过反向几何中心设计(即中央比周边部平坦)、细胞储存、转移到几个同心区,使角膜上皮基质表面性重塑。OK 镜的特点是:

  • 夜间佩戴。

  • 持续戴镜时间至少 5 小时。

  • 闭眼时没有任何不适。

  • 通过对角膜上皮中央的机械压力作用使中央角膜产生扁平效果,导致细胞向镜片的储备区发生离心移动。

夜间佩戴几天后,上皮可逆地重新分配,使得中央角膜变薄。白天摘除 OK 镜使得这些细胞再次向中心逐渐迁移, 能够产生傍晚残余近视的作用,有利于年轻老视者看清中间和近距离,尤其适用于低度近视和年轻老视者。

在镜片的影响下, 角膜上皮屈光度的改变控制着屈光力的减少量。OK 镜适用于:

  • 对于单纯近视度数在−4.50D 以内。

  • 通过前表面角膜地形图计算出在中部 30°之内有足够的角膜离心量。

  • 同样适用于近视散光者。

OK 镜通过控制上皮重塑使有近视的老视者在 40 岁能够获得:

  • 早上舒适的远视力(早晨调节能力强)。

  • 夜晚舒适的近视力(夜间缺乏调节)。

与所有其他类型的接触镜一样,RGPL 的使用需要注意清洁和卫生。

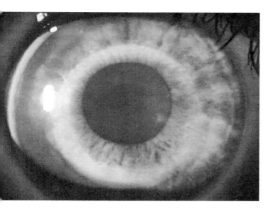

图 3.4 荧光素滴眼后钴蓝光裂隙灯下过夜佩戴的 OK 镜。(照片由数字化 Rodenstock 裂隙灯 RO5000 获得)。OK 镜能在夜间重塑角膜,从而白天不戴接触镜也能拥有清晰有效的视力。中央压平区域能使近视降低 4.50D,环形荧光区用于收集离心迁移的上皮细胞。

3.3 老视和屈光手术

老视手术可作为替代眼镜或接触镜的一种治疗方法。

本章节主要讲解光学矫正方式的老视屈光手术。调节恢复手术技术将会在下个章节讲解(见 4.2)。

目前有多种技术可以矫正老视,需要为患者选择合适的方法。虽然屈光手术在过去的 15 年里取得了显著的进步,但是不断提出技术质疑说明对此还存在争议。一些业内同行认为老视是所有屈光手术中一个很大的难点,下面一些因素有助于这个问题的探讨。

老视手术是相对新兴的屈光手术。根据之前章节学习(见 1.5.4),将矫正老视的屈光手术进行了分类。

3.3.1 屈光手术的历史和分类

角膜屈光手术历史简述如下:

- 钻石刀六角形角膜切开术(Grady,1988 年)。
- 多焦点屈光性准分子角膜切削术(Moreira,1992 年)。
- 偏心多焦点激光原位角膜磨镶术(LASIK)(Baueberg,1999 年)。
- 传导性角膜成形术(Kommehl,2004 年)。

- 周边近视力的多焦点 LASIK(Telandro,2004 年)。
- 中心近视力的多焦点 LASIK(Alio,2006 年)。

目前晶状体已经成为老视矫正研究的重要眼部结构:

- 白内障手术后的单眼视(见 3.3.2)。
- 人工晶状体(Parel,1989 年)(见 4.3.1)。
- 多焦点屈光性人工晶状体(Keates,1987 年)(见 3.3.9.4)。
- 多焦点衍射性人工晶状体(Hansen,1990 年)。
- 晶状体囊成形术(Jungschaffer,1994 年)。
- 多焦点有晶状体眼人工晶状体(Baïkoff,2003 年)(见 3.3.9.1)。
- 晶状体调整手术(Krueger,2006 年)(见 4.3.1)。

经巩膜方式的老视手术技术在相当程度上恢复了调节适应性,将在下个章节中学习(见 4.2):

- 前部睫状体巩膜切开术(Thornton,1990 年)(见 4.1.1)。
- 巩膜内硅油填充术(Fukasaku,1998 年)(见 4.1.2)。
- 激光巩膜切开术(Lim,1998 年)(见 4.1.3)。
- 巩膜扩张环扎术(Schachar,1999 年)(见 4.2.1)。
- 巩膜内钛合金植入术(Jory,2002 年)。
- 上部睫状体分离术(Baïkoff,2002 年)。

像所有的屈光手术一样,老视手术必须考虑原有潜在的屈光不正,需同时进行矫正(见第 2 章)。

3.3.2 单眼视

单眼视是一种特殊的视觉情况,通过戴镜或者做屈光手术使一只眼(优势眼)有良好的远视力,而另外一只眼有良好的近视力。单眼视特别适用于近视、近视性屈光参差患者,很少用于远视患者。

单眼视容易验配,优点是即使在低度照明情况下,也具有良好的远、近视觉质量。单眼视的缺点继发于双眼屈光参差:随着屈光参差度数的增加,双眼视物大小不等和易疲劳的症状加重。焦虑的患者即使理论上有很好的适应证,但也不能接受一定程度的视觉抑制,很难通过频繁地自动破坏双眼视而达到平衡。

3.3.3　同时视

多焦点是基于视远、视中和视近全程同时清晰的准则,需要特定的大脑可塑性和大脑皮层对相关图像进行感知选择。多焦点设计包括以下种类:

- 所创造的光学区域是同心圆排列的, 并具有逐渐变化的不同屈光力(折射光学)。
- Fresnel 光学界面能在第二物点中分离某些图像焦点(衍射光学)。
- 负球差(对于中心近视力来说,中心屈光度高于周边),或者彗差(球差的离心导致光束的离焦,从而扩散了邻近图像的焦点)等高阶光学像差的调整(见 2.5.6.3)。

外科手术产生的多焦点是一种较新且有效的老视矫正技术。

多焦点允许双眼协同作用,会提供比单眼视更平衡的视觉,保留优势眼的远处图像,还能给年老的老视患者带来更好的中间视觉。然而,如果大脑皮质适应能力降低,由于多焦点的远近视力光线是共享的,所以对比敏感度的丧失比单眼视更明显。

即使这些手术没有带来严格意义上的老视手术矫正, 但不可否认的是在临床上是令人满意的,并且完美地达到了患者所期待的屈光性目标。

3.3.4　知情同意

有必要为将要手术的患者提供合适的信息, 这需要基于简单的角膜散光测量和视力测试的视觉功能评估:

- 残余和显性的调节幅度。
- 眼睛多焦点性和光学质量。
- 中间视觉功能。
- 10%、20%和 100%对比敏感度视力。
- 对眩光的耐受性。

多焦点是在所有视觉距离内支配的各种光学元件的组合。

根据以下因素来对手术方式进行分类:
- 作用模式(附加、删减、收缩、舒张)。
- 作用位置(角膜、晶状体、巩膜)。
- 作用机制(单眼视、多焦点)。

所有的屈光手术可能都适用于老视矫正。

术前和术后功能评估是老视手术的一个关键点。

对于期望值(偶尔佩戴矫正眼镜的可能性)和主观视觉表现(做日常任务时戴或不戴眼镜或接触镜,光晕、眩光或者重影,暗适应困难,视疲劳)的调查对评价患者手术效果和实际期望值有非常重要的作用。

3.3.5 术前评估

为了保证多焦点手术的效果,需要充分研究其屈光性,因为受试者可以耐受各种不同球柱透镜矫正(散焦曲线、像差测量)(见 2.5.6.1)。需评估以下方面:
- 在标准光下的最大阅读速度,考虑语言适应性和认知能力(见1.4.3.1)。
- 10%、20%和100%对比敏感度下的视力测试(VAT)(见 1.4.2)。
- 通过推进检查或者离焦曲线来测量调节幅度(见 3.1.1)。
- 双眼视评估。单眼视因为屈光参差(产生的屈光参差不超过 2D),立体视受到严重干扰,必须在远视力和近视力下都进行评估。为了检测单眼视产生的隐斜或者斜视,必须在看近、看远、视力矫正和未矫情况下评估眼球运动的平衡性。

斜视是指在不打破双眼视的情况下,双眼固定性或间歇性偏位,而隐斜视是打破双眼视后出现的偏位(见 3.1.3)。

患者的知觉平衡能通过单眼视来补偿老视,这是基于优势眼的存在,可

以通过柱镜或者应用优先注视技术测试：在视近时在优势眼前放-0.75D 的负透镜，在视远时在优势眼前放+0.75D 的正透镜，来计算优势眼的优势情况。非优势眼前不加透镜。

术前将会对受试者进行一个功能模拟。考虑到存在隐匿的屈光不正，接触镜试验将会模拟屈光手术，这和多焦点透镜或者单眼视的接触镜试验所运用的技术一样。

术前有必要用眼前节分析仪 Pentacam HR, Orbscan 检查来分析眼前节，而并非只进行简单的角膜地形图测量。包括以下内容：

- 角膜前后表面的中央角膜曲率和周边曲率。
- 全角膜厚度测量图。
- 前房深度和前房角分析。
- 虹膜结构。
- 晶状体密度测量(图 3.5)。
- 角膜像差测量(见图 2.8)。
- 暗视时的瞳孔直径(见 1.3.2)。

晶状体密度测量：类比骨骼矿物质密度测量(骨密度测量法)，这是晶状体光学密度测量。当光束依次通过眼睛的透明结构，通过光束的递减来进行评估。密度测量用光衰减量的百分比表示：

- 小至 0，结构完全透明。
- 约 100%，晶状体完全混浊(见图 3.5)。

通过眼反应分析仪(ORA)来评估角膜生物力学特性(图 3.6)，可以为我们提供角膜手术操作时的一些固有的黏弹性特征，角膜迟滞现象反映了角膜形变的恢复能力(见 1.5.5)。

当空气喷射引起角膜形变后 (10~12 单位之间)，可以计算角膜抵抗系数，还可以从压平的程度上估算眼内压(IOP)(软薄的角膜会低估眼内压，厚的角膜会高估眼内压)。

不利于角膜手术的角膜生物力学情况：对于切削量与所要治疗的屈光不正呈正比的光切削手术，过薄的角膜厚度会影响术后组织的稳定性。

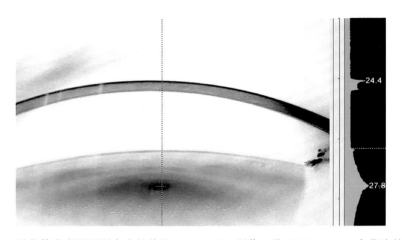

图 3.5 晶状体密度测量研究中的前段 Scheimpflug 图像 (从 HR Pentacam 中获取的个人图片)。根据 Scheimpflug 技术获取的前段图像,可以更容易区分晶状体是位于角膜和前房(光学上空着的空间)的后面。一条曲线(图像右边的绿色曲线)代表所通过的透明结构的光密度,曲线的混浊峰代表沿着光学通路(垂直的点线)晶状体乳白色部分密度的测量(晶状体密度测量)。在这个例子中,中央核性白内障超过20%混浊。

不适合做激光屈光手术的患者可以采用不涉及角膜的其他技术(比如晶状体植入)(见 3.3.9)。

3.3.6 激光角膜手术

现在介绍准分子激光切削角膜治疗老视。

激光角膜手术的原理:激活的二聚体(准分子)爆破发射出 193nm 的不可见光波进行角膜组织不可逆和可控性的切削。

激光治疗矫正近视之后,本来是非球面扁椭圆(中心曲率高于周边部)的角膜会变为长椭圆 (周边角膜曲率高于中心角膜),而且非球面度更低 (见 2.5.6.2)。

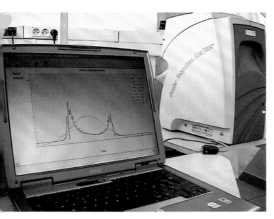

图 3.6 眼反应分析仪（ORA）是在进行屈光手术之前用于眼部检查的设备（照片为 Reichert 商业化，并由法国 EBC 公司售出的 ORA）。ORA 是至今为止唯一一台可以测量角膜生物力学特征的设备。以气动刺激之后出现的反射测量效应为基础(屏幕中绿色钟形曲线)。角膜在回到原来的位置之前会被压平并且反转曲率，然后会出现两个分别与红色的波峰相对应的水平状态。

由一个特定半径的球体组成的几何形状为球面，有多个特定半径的球体组成的几何形状为非球面。如果非球面从中心到周边曲率半径越来越大，则是扁椭圆,反之为长椭圆。

远视激光矫正切削角膜周边组织使角膜中心的曲率变大。

自从 20 世纪 80 年代第一例准分子激光角膜屈光手术之后，许多技术的改进使其进一步优化(图 3.7)：

- 光爆破质量(能量、积分通量)。
- 激光光学振幅速度和准确度(自主的眼睛追踪),激光生成腔的稳定性(气态混合物、固体状态)。
- 切削面的改进和控制(Gaussian 点、个性化治疗方式)。

然而,切削的靶组织如今仍是一个具有争议的课题:切除哪层角膜结构(上皮、Bowman 膜、前基质层、后基质层)值得探讨。

角膜表层切削手术〔屈光性角膜切削术(RPK)、准分子激光上皮下角膜磨镶术(LASEK)、上皮瓣下准分子激光角膜原位磨镶术(Epi-LASIK)〕具有以下优点：

- 更安全。

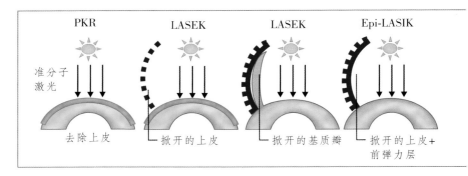

图 3.7 四种准分子激光角膜屈光手术原则图示。

- 程序精进。
- 尽管 haze 发生频繁，但是角膜扩张并发症的风险小。

其他手术〔激光基质内角膜磨镶术（LASIK）、飞秒 LASIK〕是基质内治疗，能更好地控制深度，是屈光角膜手术的金标准。在美国和欧洲，LASIK 仍然是屈光手术的参考，每年都会开展许多。这项手术如此流行主要源于以下几个优点：

- 无痛（经常双眼同时进行）。
- 视力恢复快（与角膜表层手术的几天或几周相比，LASIK 只需要几个小时就可恢复）。

制作的角膜瓣具有一定的厚度（图 3.8），角膜瓣厚度在 110μm 左右，剩余角度基质厚度至少 250μm。角膜蒂位于角膜鼻侧或者上方区域（为了避免缝合），制瓣有以下方法：

- 钢质的刀片（微型角膜刀）。
- 高压水喷射。
- 非常迅速的激光（飞秒激光）。

角膜激光手术后的残余角膜后壁可以防止后期角膜扩张。

基质界面质量、制作角膜瓣的精确度和安全性受益于飞秒激光。激光器

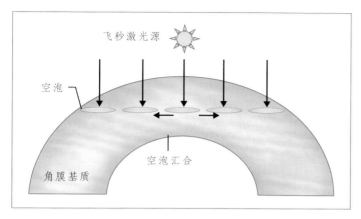

图 3.8 飞秒激光切除角膜组织的原理。

苦中角膜上方并暂时支撑吸附后,飞秒激光在 15 秒之内就可以通过融合的空泡产生一个基质内界面。

飞秒激光是一个超快的脉冲激光(10~15 秒),可以在不加热的情况下利用汽化的能量精确地切除角膜基质组织。

飞秒 LASIK(LASIK 前使用飞秒激光制瓣)技术的发展需要正视的不仅是组织切削,还有基质的微透镜性切削,这样才能做到真正的内部 LASIK(移除的透镜置换)。

用其中的某一项技术矫正视远的屈光不正以后,可采用多焦点老视 LASIK 矫正老视。

3.3.7 老视 LASIK(图 3.9)

角膜手术矫正老视的视光学原理在于控制光束分配:

- 使非优势眼产生近视(单眼视是为了实现单眼伪调节,见 3.3.8)。
- 使每只眼睛产生负球差和彗差(实现双眼伪调节)(见 2.5.6.3)。

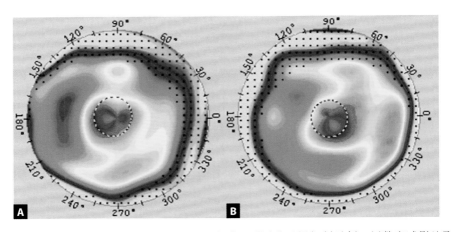

图 3.9 老视 LASIK 术后偏中心和中心的角膜地形图的远视切削示例（用数字减影地形图方法从 Pentacam 中获得图像）。不同高度的地形图,橙色代表远视的切除区域,点状中心环代表瞳孔区域,紫色显示偏离中心的切削区域位于鼻下方(A 地形图中),瞳孔区的中心切削区是为了视近(B 地形图)。同一患者,优势眼右眼 A 迅速恢复了满意的远视力,因为在瞳孔没有缩小下远视力是清晰的,然而术后左眼 B 获得了更好的近视力,而远视力较差。

伪调节(见 1.5.5)是一个光学原理,可发生于双眼(双眼伪调节),也可发生于单眼(单眼伪调节)。

这两种方法可以让优势眼正视化或产生多焦, 这样在减少双眼视觉损害方面可以提供以下好处:

- 优势眼在较低的对比度下拥有更好的远视力。
- 低对比度下具有更好的中间视力。

多焦点老视 LASIK 主要涉及正视眼或者低度远视的患者, 单眼视LASIK 主要涉及近视的患者。

对于多焦点老视 LASIK 手术,有许多可供远视性老视或远视性散光、正视眼、近视或近视性散光的患者选择的切削方案。我个人会根据下列条件来结合各种不同的切削方案：

- 屈光不正的程度（见第 2 章）。
- 实际存在的屈光参差（见 2.3.3）。
- 眼前节的分析数据（见 3.3.5）。
- 暗视时的瞳孔测量（见 1.3.2）。

在低度远视和正视的老视眼中，建议优势眼的近附加度数偏离中心并应用视近的切削方案，或者优势眼中心视近的切削方案。

优势眼的附加度数的切削面向瞳孔鼻下方移动约 1mm。理论上，不仅可以跟随调节-集合-瞳孔缩小的联带运动中瞳孔的移动（见 1.3.1），而且避开了视远时的视轴。

我们矫正优势眼的远视时可能会达到很宽的范围（解剖条件允许下可以达到 9.5mm），其中心用于视远，之后的同中心老视治疗，通过手术方式提供一个中心近附加，这种治疗方法会在长时间内损害远视力。

在近视眼患者中，患者最不情愿的是近视力的丧失，在接触镜矫正老视的中心及周边近视力的试验之后，我们有以下两种选择：①损害中心远视力的近视切削（近视过矫、中央看近、周边看远）；②远视切削（近视欠矫、中央看远、周边看近）。

在复杂的病例中，可以通过接触镜模拟试验选择到符合患者期望值的具有最小伤害的治疗方式。

在治疗过程中使用的激光设备非常重要（取决于外科医生）。

切削方案的效果通过角膜可视化角膜地形图的高度图来检测（图 3.9）。

在中心性的老视 LASIK 中，近附加面位于视远时的瞳孔中心，但在视近瞳孔缩小时是偏心的；在偏心的老视 LASIK 中，近附加面位于调节性缩瞳的瞳孔中心，但在远视瞳孔散大时是偏心的。上述两种切削方案会导致离焦性高阶像差（正负球差、彗差）的形成，这有利于视近，但是视远时需要适当延迟。

在施行近视 LASIK 的老视患者中，多焦点损害了近视力（扁椭圆的角膜,正球差);但是在施行远视 LASIK 的老视患者中,多焦点得到了一个相反的景深,有助于近视力的恢复(高度长椭圆的角膜,负球差)(见 2.5.6.2)。

施行老视 LASIK 手术的老视患者能从围术期根据瞳孔直径进行的像差测量中受益,像差测量显示手术前的正球差被矫正。老视正视眼施行多焦点老视 LASIK 手术会产生负球差,从而导致:

- 视近时近视性瞳孔(瞳孔缩小)(见 1.3.2)。
- 视远时正视性瞳孔(相对瞳孔散大)。
- 前面两者之间过渡区域的中间视力。

偏中心的老视 LASIK 的范围内,医源性产生的鼻下侧倾斜彗差对应于双焦点角膜的角膜地形图,这样更有助于视近(见 2.5.6.1)。

为了产生老视矫正所必需的多焦点,老视 LASIK 手术必须要产生高度扁平的角膜面,手术的角膜中心比单焦点远视 LASIK 手术的正常角膜更加弯曲:更大的非球面性,Q 值为–0.80~1.00(正常角膜非球面系数 Q=–0.13)。

最后产生的光学效果主要取决于手术技术:

- 由于负球差的产生,单焦点远视 LASIK 手术改善了近视力(长椭圆形的角膜)。
- 偏心老视 LASIK 手术得到了很好的近视力,但是至少在术后 3 个月内损害了远视力。
- 单焦点的远视切削型 LASIK 的远视力可以在 2 年后恢复到正常。然而,多焦点老视 LASIK 的远视力在 logMAR 视力表上仍会低 1~2 行(见 1.4.1)。
- 因为调节幅度的提高和折射离焦曲线的改善,进行中心或者偏心老视 LASIK 的所有远视性老视或正视患者的阅读速度都是正常的。

向低度远视(低于+3.50D)或正视患者建议老视 LASIK 的原因:

- 50~65 岁患者(开始出现白内障的年龄)。
- 中度散光(度数在 2.50D 以内)。
- 视力在 90% 对比度下的 20/20 与 10% 对比度下的 2/10 之间。
- 角膜无准分子激光治疗的禁忌证、无角膜扩张,或者角膜无过于平坦、弯曲(屈光力在 39~46 屈光度之间)。
- 没有影响胶原的系统疾病或者慢性炎性疾病,目前未服用影响伤口愈合的药物(如肾上腺皮质激素、免疫抑制剂、非甾体抗炎药)。

对于近视性老视患者,建议单眼视 LASIK。

对于出现或者有明显白内障的患者,摘除晶状体并植入多焦点新型 IOL 是长期持久的方案。晶状体摘除术可以在老视 LASIK 后进行,但需要用人工晶状体度数调整列线图重复核对人工晶状体的相关参数 (比如 IOL-master Haigis 参数法),稍后会探讨(见图 3.17)。手术效果无法达到患者期望时,再采用像差指导下的光切削来进行老视 LASIK,是有可能通过消融治疗中和屈光效应,从而进一步改善手术效果的。

角膜屈光激光手术是一种不可逆的组织消融技术。

虽然存在潜在的并发症和持久性的组织破坏,但仍然可以提出一个新的激光治疗方式来除去先前治疗的效应。

对于老视的近视患者,除了单眼视治疗方案,还可以建议中心老视 LASIK 治疗方式:

- 周边区进行+1.50D 的远视切削,产生+1.50D 的周边近视力。
- 中央区内+1.50 屈光度的近视切削(中心视远)。

初始近视度数在−5.00D 以下的患者进行这种治疗后产生负球差,大多数患者远视力可以得到很好地矫正,20%的患者可能会丧失一行的视力,3/4 的患者裸眼可以读出 Jaeger 3[5]。满意度调查显示,85%的患者感觉视力有所提高,15%患者抱怨夜间光晕。

角膜中心 20°以内的非球面度就是离心率,也就是指从中心到周边角膜的曲率变化的定量化系数。

尽管有一些注意事项需要考虑,但老视 LASIK 仍是矫正老视的一种高效的光学矫正方式。它主要通过改变角膜曲率,调整 HOA(见 2.5.6.1,)来实现最优化的多焦点性以及裸眼远近视力。老视 LASIK 尤其适合低度远视和正

视的患者,因为这是一个理论上可逆的手术,比晶状体摘除手术(多焦点人工晶状体植入)的侵入性更小(见 3.3.9)。

3.3.8 单眼视 LASIK

单眼视 LASIK 构建了涉及优势眼的负球差和斜轴彗差的非对称方式,从而:

- 提高景深(见 3.3.9)和未矫正状态下的近视力。
- 保持好的远视力。
- 确保满意的双眼对比敏感度。

一些研究者开发了应用准分子激光的新的消融技术,可能是一种良好的老视解决方案,手术产生的负球差(见 2.5.6.1)可以补偿老视中 2.00D 以内的调节力丧失。这项技术矫正近视眼比矫正远视眼更容易,而通常的准分子激光近视矫正手术会增加正球差。

单纯的近视矫正增加正球差,同时减少负球差的增加。模拟生理性角膜曲率,会使角膜比预期更加扁长。

至今为止(见 2.5.6.3),自适应光学的广泛应用能让我们看到视光学诊断和治疗的各种可能。一些作者申请了老视矫正方法的专利。这些技术均是为了在眼波前像差水平产生一个可控制的 HOA 比率(见 2.5.6.3)。

3.3.9 晶状体手术

除了准分子激光老视手术,还有其他角膜手术方式。无论是直接的(无晶状体眼 IOL 植入)或者间接的有晶状体眼 IOL 植入等关于晶状体的手术,都涉及眼内晶状体(IOL)。

保留自然晶状体,把人工晶状体放在自然晶状体的前面。

直接用人工晶状体代替自然晶状体。

在摘除了晶状体,并且没有放置人工晶状体时,称为无晶状体眼。

目前,老视的晶状体手术主要有 3 种植入方式(图 3.10):

● 有晶状体眼人工晶状体植入:在角膜和自然晶状体之间植入人工晶状体。

● 人工晶状体植入:将单焦的人工晶状体植入,代替被摘除了的自然晶状体。

● 骑背式人工晶状体植入(IOL piggy-back):在已植入的人工晶状体前再植入多焦点人工晶状体。

3.3.9.1 有晶状体眼人工晶状体

单人工晶状体眼:眼内植入一枚人工晶状体。

双人工晶状体眼:眼内植入一对人工晶状体,即两枚人工晶状体均在囊袋内或一枚在囊袋内,另一枚放置在睫状沟(见图 4.25)。

依据人工晶状体与自然晶状体的关系及其植入的位置,可以将人工晶状体分为以下几种:

● 后房型有晶状体眼人工晶状体:放置在虹膜后表面和晶状体前表面的空间(睫状沟外),即晶状体前和后虹膜色素上皮之间(图 3.11)。

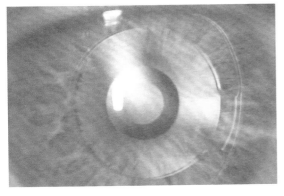

图 3.10　多焦点前房型有晶状体眼人工晶状体（采用装有 CCD 照相机的 Rodenstock 5000 裂隙灯拍摄）。这种前房型双焦点有晶状体眼人工晶状体通过显微手术放置于角膜和虹膜平面之间,光学区完美地位于瞳孔正中央,脚袢通过合成材料微孔维持人工晶状体固定于房角。已经证明此种类型的人工晶状体在矫正低度屈光不正及老视的有效性,但由于长期的副作用,不再植入此种类型的晶状体。

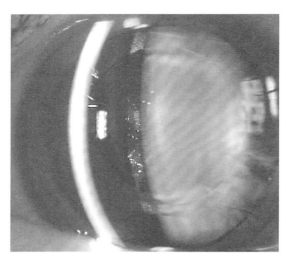

图 3.11   散瞳状态下观察到的在位的屈光性有晶状体眼人工晶状体 (PRL)(采用装有 CCD 照相机的 Rodenstock 5000 裂隙灯拍摄)。后房型单焦点有晶状体眼人工晶状体通过显微手术放置于自然晶状体和虹膜平面之间。可以明显地看到黑色素沉积于人工晶状体的前表面,脚袢位于睫状沟。此种晶状体尚未应用于老视矫正。

  • 虹膜型有晶状体眼人工晶状体:通过脚袢夹持虹膜固定在虹膜上(图 3.12)。

  • 前房型有晶状体眼人工晶状体:位于虹膜前面, 固定于房角 (见图 3.10)。

不同类型的有晶状体眼人工晶状体均可用于单眼视矫正老视,但只有前房型有晶状体眼人工晶状体可采用多焦点技术来矫正老视(见图 3.10)。

尽管这些人工晶状体具有良好的功能效果 [患者满意度超过了 90%(目前的角膜屈光性手术很少达到此比例)],但是国家药品和医疗产品安全机构(ANSM)报道称,患者在进行前房型有晶状体眼人工晶状体植入术后,角膜内皮细胞减少。为了确定角膜内皮细胞丢失的程度及原因,ANSM 号召所有生产商对法国及国外于 2003 年 1 月 1 日至 2005 年 12 月 31 日期间进行前房型人工晶状体植入的患者(近视和远视)进行为期半年的随访研究,研究发现植入这些人工晶状体后,出现了一些严重的临床反应:

  • 瞳孔椭圆化。

  • 房角粘连。

  • 轻微的炎症反应伴随角膜内皮细胞进行性丢失。

  • 或者在一段令人满意的屈光稳定期后,角膜内皮细胞数量急剧减少。

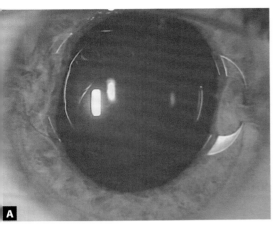

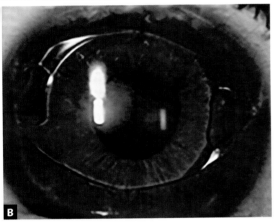

图 3.12　散瞳 (A) 和未散瞳 (B) 状态下的虹膜夹持型有晶状体眼人工晶状体（采用装有 CCD 照相机的 Rodenstock 5000 裂隙灯拍摄）。虹膜夹持型单焦点有晶状体眼人工晶状体通过显微手术放置于虹膜和角膜之间。药物性散瞳能有效进行眼底检查。尽管此种晶状体安全，但也尚未应用于老视矫正。

从光学的观点来看，多焦点人工晶状体能提供术后良好的视力，不影响正常的调节功能，并且在保持良好景深的同时，使术后屈光效果最优化。高度近视或远视的患者进行有晶状体眼人工晶状体植入术后获得了良好的屈光效果和优秀的视觉质量。

景深：系指在摄影机镜头或其他成像器能够清晰成像所测定的被摄物体前后距离范围。

在早期的老视眼中，人工晶状体的后表面与自然晶状体的前表面之间的安全距离(即安全区域)在排查患者手术风险时具有决定性作用,此风险与自然晶状体随着年龄增长而膨胀有关(远视老视患者前房窄,并且虹膜角膜角容易关闭)。

3.3.9.2 控制角膜散光

在进行近视或远视矫正手术时,可以通过角膜手术降低散光(在最大角膜曲率的子午线上做单一或多条角膜缘松解切口)(图 3.13),平行于角膜缘的角膜切口将导致相应的陡峭子午线变得平坦。

角膜切口方法的效果容易控制,使得术中散光调整成为可能。

依据之前的经验,3.5~4mm 的角膜缘小切口将矫正 0.75~1.25D 的角膜散光,6mm 的切口可以矫正 1.75~2.00D 的角膜散光。若陡峭子午线方向与角膜缘切口完全垂直,可以矫正 3.0D 的角膜散光。

尽管抗角膜散光的技术效果明显,但不够精确,所以要采用其他的角膜切口技术来矫正散光:

- 横向角膜切开术。
- 弧形角膜切口(飞秒激光)。

3.3.9.3 Piggy-back 人工晶状体

除了有晶状体眼人工晶状体,1997 年引进的 Piggy-back 多焦点人工晶

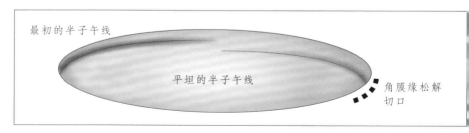

图 3.13　松解角膜缘切口(粗的引线)及角膜变平坦效应(细的引线)。

状体打开了拟调节双人工晶状体的新视线(见 1.5.5)。

Piggy-back 是一个新名词,指两枚人工晶状体叠加植入,形成双人工晶状体眼。

即使两枚人工晶状体本身都是单焦点(图 3.14),但是叠加后形成四种光学界面产生的多焦点可实现双人工晶状体拟调节。

最初人工晶状体为硬性的、体积大的 PMMA 材料,会导致术后高散光(角膜切口大),不利于老视的矫正。此后成功地引进了软性、可折叠的多焦点人工晶状体:

- 囊袋内植入型:在晶状体手术中植入两枚人工晶状体,其材料生物相容性相近或相同。
- 睫状沟植入型:在晶状体手术的同时或之后植入(此时囊袋内已有一枚软性或硬性人工晶状体)。

对于第一次手术或者增强手术,以上所有的不同适应证首先源于患者的需要以及他们具有不戴镜下获得良好视力的动机。

如果晶状体悬韧带完整,术后残余散光在控制范围内,双人工晶状体眼(见图 3.14)将会表现出一定程度的拟调节功能,但会引起术后视觉质量的下

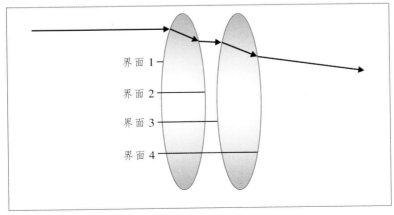

图 3.14　双人工晶状体拟调节特性的优势。

降。鉴于以前的经验,即使两种材料的生物相容性得到了认可,最主要的并发症在于晶状体之间的囊膜的构造会影响视线,虽然这种情况少见。

在两枚人工晶状体之间的空隙可借助于 Nd:YAG 破坏性激光准确聚焦进行前囊膜切开术(图 3.15)。

3.3.9.4 多焦点人工晶状体

拟调节多焦点人工晶状体适用于:

• 具有球性屈光不正(散光小于 1D)的 50~65 岁老视患者(范围外的人群大脑适应情况不确定)。

• 高度远视或近视。

• 伴有一定程度的晶状体混浊 (由 Scheimpflug 拍摄获得图片)(见图 3.5)。

在这些适应证中,大于 1D 的散光需要额外的手术进行矫正,否则术后的远视力将欠佳。

拟调节多焦点人工晶状体相当于光学上的多焦点人工晶状体,屈光性晶状体手术的原理是采用人工晶状体替代自然晶状体,此种人工晶状体能够提供正视及视近时最小的视觉补偿。

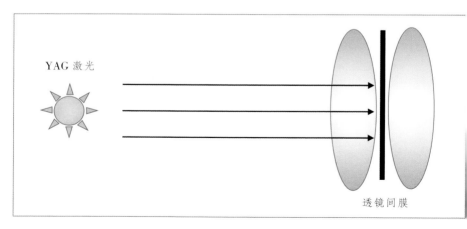

图 3.15 YAG 激光消除晶状体间囊膜的原理。

以下患者应该明确取消其老视手术资格：独眼、飞行员、急救职业、夜间工作者、伴有眼部组织病变，大角度的隐斜视，原发性或获得性瞳孔散大的患者，还有抱有不现实期待的患者。在这些情况中，成功的屈光性晶状体手术也不足以达到期待的光学效果。

目前，拟调节多焦点人工晶状体有以下几种设计：

- 几个同中心光学区的屈光性人工晶状体植入。
- 基于菲涅尔物理模型的衍射型人工晶状体植入。
- 区域折射型：具有两个或三个焦点的分段、分区植入（图 3.16）。

折射型人工晶状体是以不同的曲率半径的前表面补偿远近视力所需的光学度数。

理论上，衍射型人工晶状体的效果不受瞳孔直径和移位的影响。

多焦点衍射光学利用了光的波动本质，基于惠更斯–菲涅尔物理原理：如果光波面遇到有孔的障碍物，光的一部分被中断传播，剩下的部分穿过障碍物，将其细分成几个低振幅的二级波。衍射型结构对光能进行了新的划分。

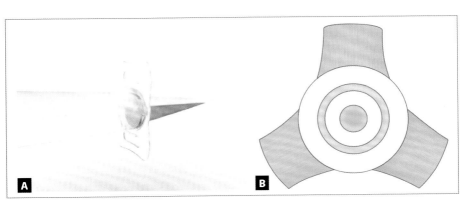

图 3.16　双区域（Mplus，A）和三区域（MF4，B）多焦点人工晶状体举例。为了晶状体的下方（图示红色的部分）用于视近，双区域 IOL（A）必须准确地植入到所示的位置上。三区域 IOL（B）从中心到周边的同中心区域分别用于近视力、中间视力和远视力。

衍射型人工晶状体:

- 可以与屈光区域结合,提高光学性能。
- 可以具有天然的黄色滤过器,更好地滤过紫外线。
- 推出衍射型变迹阶梯(减少到周边的阶梯高度),依据瞳孔测量平衡光能的分布,从而减少失能和眩光。
- 可以提供扁长的前表面,使晶状体摘除引起的正球面像差最小化,或者提供一个优化的非球面光学面,减少失能、光晕和眩光(见 2.5.6.1)。

衍射阶梯高度从中心向周边递减。

众所周知,这种光学特性减少了光学像差,特别是在瞳孔扩大,近视力焦点所对应的光线投射在视网膜上时,因此夜间的副作用得到了极大的改善。此外,大部分研究显示 85% 患者对远近距离视力的自主能力接近。

与多焦点人工晶状体相关的夜间副作用主要是光晕、眩光等。

瞳孔散大状态下,视近时不利的焦点光线投射在视网膜上产生副作用,反之视远时亦然。

近来技术的革新重新燃起了人们对多焦点人工晶状体的兴趣。如果给予必要的投资,这种技术将会发展起来。尽管这笔费用的部分偿还可能会减缓人工晶状体的推广,但依然值得。

亲水性或疏水性丙烯酸人工晶状体折叠在注射器内,可以通过 1.8~2.8mm 的微切口注射到眼内。微小的角膜切口有很多优势:

- 由于切口产生的散光小,术后视力恢复快。
- 小的角膜切口提高了愈合后角膜的抵抗力和稳定性。

角膜微切口或小切口的人工晶状体植入促使屈光性人工晶状体手术和软性人工晶状体植入的出现。对现代化的手术方式(双手法、轴性微切口法)而言,小的角膜切口是必需的。

3.3.9.5 人工晶状体手术精选

成功而有效的多焦点人工晶状体在于对焦点(远距离、中间距离、近距离)光线分散的控制限度。

多焦点人工晶状体必须具备：

- 完美地设计和实现的几何形状(见图 4.12)。
- 超声波回声描记 (A 模式描记单向回波, B 模式描记双向回波)(见1.5.3)或者激光描记(激光干涉测量法)的人工晶状体的植入度数计算(图3.17)。
- 完美掌控术后残余散光(见 3.3.9)。
- 保持长久透明的后囊膜(见 1.5.1)。

患者的期待有助于多焦点人工晶状体的选择：

- 摆脱光学补偿体系(框架眼镜、接触镜)的动机。
- 理解多焦点原理。
- 现实的功能方面的期待。

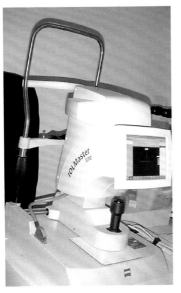

图 3.17　准确测量用于推算正视眼的人工晶状体度数的 IOLMaster 仪器(个人拍摄于办公室)。从超声波生物测量仪器以来, IOLMaster 是唯一的光学设备, 它可以提供高度准确的眼部测量(角膜曲率、眼轴长度、前房深度、晶状体厚度、白到白直径), 来计算人工晶状体度数, 以获得最理想的结果。

- 在神经感知和认知上满意的视觉管理。

有学者认为将折射和衍射原理进行混合和匹配可获得更佳的多焦点晶状体。

对于白内障手术，人工晶状体尤其是多焦点人工晶状体的度数的完美平衡最重要的是想要获得预期的屈光效果晶状体。

术前测量非常重要，没有以术后正视眼及拟调节的效果为目的的术前测量就不能达到精准的效果。

多焦点人工晶状体计算公式的选择很重要，它与预测人工晶状体度数时所使用的数学公式区别不大。在过去，SRKT 公式仅用于近视患者，SRK-Ⅱ公式用于正视眼患者，Hoffer Q 公式用于远视患者。现在，Hollday Haigis-L 公式还可用于角膜屈光术后改变。为了使人工晶状体调整的个性化，一些学者建议眼科医生设定属于自己的计算常数（个人常数），另一些学者更倾向于将现有公式平均化，从而尽可能地接近屈光目标。

衍射型人工晶状体居中很重要：连续环形撕囊（剪开晶状体前囊膜）必须完全居中、光学区边界大小准确（5~6mm），这是为了保证正确的居中及人工晶状体的长期稳定。

撕囊术：在做了切口后用来打开晶状体前囊膜的一种手术技术。经常使用微型钳子或针沿着连续的曲线路径，规律地撕开囊膜（图 3.18）。

使用超乳头或导管对囊袋的前后囊膜进行彻底的抛光可以（图 3.19）：
- 避免整个囊袋皱缩（囊袋过松）。
- 防止囊袋皱缩引起人工晶状体的移位。
- 延缓损害视力的后囊膜混浊（PCO）的发生。

尽管人工晶状体手术的创新颇多，后发性白内障（后囊膜混浊）的渐进性形成仍是一个挑战。

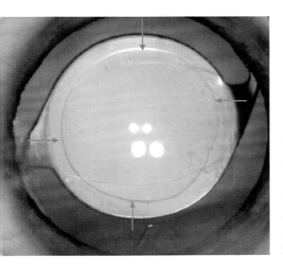

图 3.18 晶状体前囊膜上有个可见的圈，在人工晶状体前面标示出一个圆形的撕囊线（红色箭头）。合适的撕囊对于人工晶状体居中和长久的稳定很有必要。激光囊膜撕开术可以获得可重复的完美的环形撕囊。

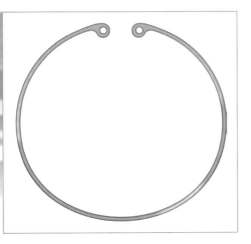

图 3.19 植入眼内之前的蓝色聚甲基丙烯酸甲酯(PMMA)囊袋张力环。囊袋张力环在晶状体囊袋中的张力使人工晶状体更加居中，延缓后囊膜混浊和囊膜皱缩。

后发性白内障引起大量的关于如何控制后囊膜混浊的各个方面的研究。某些情况下，蒸馏水的冲洗(上皮溶解)和晶状体囊袋中放入囊袋张力环能够影响晶状体上皮细胞迁移的作用，可以避免后囊膜混浊。

就功能性复原而言，多焦点人工晶状体的光学结果是最令人满意的。一些人工晶状体的远视力效果好，一些人工晶状体的近视力效果好，其他的中间视力好,通过组合来覆盖所有期望的景深。

　　每一种人工晶状体都有其特定的离焦曲线。与其他的屈光手术相比,多焦点人工晶状体有以下优势:

- 易于实施(对经验丰富的医生来说是相对基础的手术)。
- 视力恢复快。
- 无须矫正的良好的视力和视觉质量 (特别是白内障患者, 以及超过+3.00D 的远视的患者能获得良好的视觉质量)。
- 长久的屈光稳定性。
- 对白内障进行有效治疗和光学补偿效果确切。

　　但多焦点人工晶状体也有缺点:

- 比角膜激光手术损伤大。
- 预计有 2‰眼内炎(眼内感染)发生的风险(球内注射头孢呋辛后眼内炎概率降低)。
- 有较低的视网膜脱离或黄斑水肿的风险。
- 第二眼手术要在一个星期以内做 (尤其是高度屈光不正或屈光参差患者)。
- 剩余的调节力丢失(50 岁之前)。
- 费用昂贵(2013 年法国的人工晶状体的额外费用达 200~600 欧元/美元),手术费用不在部分白内障保险的报销范围内(见 3.3.5)。门诊手术不能和日间手术相混淆。根据法国社会保障法, 后者会收取额外的床位护理费(与住院患者相同)。在法国的眼科中心(医院、诊所),白内障手术(60 岁以上的几乎都要实施)的医疗保险在传统的价格基础上(140 欧元),患者还需额外支付人工晶状体保险费。在透明晶状体摘除手术方式内,多焦点人工晶状体置换手术(Prelex)(PRE 老视晶状体置换)是不能报销的。依据眼科中心价格,此手术需要几千欧元。

　　多焦点人工晶状体保险费的额外支出是通过特殊费用方式要求患者支付(法国公共卫生代码 Art. L 162-22-6 公共卫生法)。

　　Prelex 手术入选标准为:

- 至少 60 岁以上。
- 在高、低对比度下矫正视力均正常。
- 对眩光的耐受能力好。
- 能承担晶状体激光技术的额外费用(例如 LenStar™)。

3.3.10　传导性角膜成形术(CK)(图 3.20)

中等远视的老视患者(小于+2.25D)是传导性角膜成形术(CK)很好地适应证。此手术的简单性和相对安全性使之成为一个令人关注的方法,是美国药品和食品管理局(FDA)批准的矫正远视和老视的手术方法之一,然而在法国还未得到批准。

CK 的原理很简单:它通过热探针的 350 kHz 射频触发生化反应,角膜胶原蛋白发生收缩,并弯曲角膜中心,诱导其多焦性。

能量流传播:
- 从角膜上皮表面透过 500μm 的厚度。
- 尽可能地规律化("光触控"技术)。
- 借助直径为 90μm 的探针。
- 通过热效应加热角膜基质至 65℃(角膜胶原变性收缩)(图 3.21)。

从微观上讲,CK 过程导致基质柱面水平的收缩:
- 直径 100μm,高度 500μm。
- 与表面垂直。
- 呈皇冠形状分布在旁中心角膜收缩区和弓形弯曲的角膜顶点。

手术过程呈现一个有利的学习曲线。局部麻醉后,将环上面的点标记在角膜上皮。环的直径有 6mm、7mm、8mm,每一环 8 个点。列线图提示了要用到的点的数量,探针垂直于角膜表面,实施时不需要太多的压力(光触控):
- 16 个点可以矫正+1.00~+1.75D。
- 24 个点可以矫正+1.75~+2.25D。

不管是有意(矫正术前已经存在的低度散光)还是无意的(引起术前不存在的散光),以下操作会引起散光:

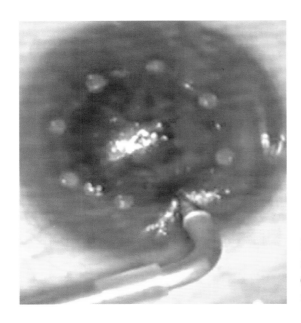

图 3.20 在老视远视患者正常的角膜上描绘的连续点迅速形成 CK。继发于 CK 过程的角膜胶原收缩可以暂时矫正远视和老视。

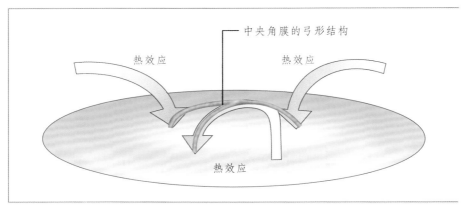

中央角膜的弓形结构

热效应

热效应

热效应

图 3.21 增加的角膜曲率(粗线),CK 将热能(灰线)应用于角膜基质后增加角膜曲率。

- 上皮标记不准确(清晰度低或墨汁过多)。
- 点的应用不规则（在所有的点应用时，探针必须保持垂直于角膜表面）。
- 探针在同一个地方反复插入。

在我们的试验中,CK 短期效果好,但大多数手术患者后来(2 年)出现回退现象。在双眼病例中,患者术后疼痛明显,常常需要服用镇痛和抗焦虑的药物。6 个月之后,有 1%术眼的远视力下降了一行,但大多数能阅读 Jaeger 1。12 个月后,术眼远视力超过 20/10,近视力超过 Jaeger 3,没有出现视力下降超过 2 行。尽管效果缓慢,案例中 98%的患者(尤其是远视患者)觉得术后视觉质量有所提高,84%的患者对此干预治疗满意,所有患者都保存了远视力。

CK 的入选标准如下:
- 年龄在 45 岁以上。
- 老视需要隐形眼镜或框架眼镜矫正。
- 远视力正常(双眼球镜度数小于+0.75D)。
- 双眼散光小于 0.75D,没有角膜病变。
- 角膜 6mm 直径的光学区的厚度超过 550μm。

3.3.11　角膜基质环(ICRS)

角膜基质环模式是 INTACS(图 3.22)。

CK 适用于低度远视患者,角膜基质环(ICRS)适用于低中度近视可逆性单眼视的年轻老视患者。ICRS 手术类似于角膜塑形(见 3.2.4)。ICRS 放置简单,但对于薄而脆弱的角膜来说,手术的实施可能是一个挑战(图 3.23):
- 植入角膜基质内。
- 需要两个聚甲基丙烯酸甲酯半环。
- 厚度为 300~450μm。
- 弓形长度达 150°(或多或少)。
- 超过角膜表面 80%。
- 需要钻石刀微切口(手动切口)和两个飞秒激光半切口(见图 3.22)。

尽管角膜基质内的规则性切削需要达到相同锐度的基质深度,飞秒激光促进了该技术的发展。

两个半环通过生物力学作用使中央的角膜变平坦,随着角膜切口的愈合,这种作用会逐渐增加。

个性化治疗是此技术的优势之一,调节植入片段大小制订个性化方案。

ICRS 还可用于:

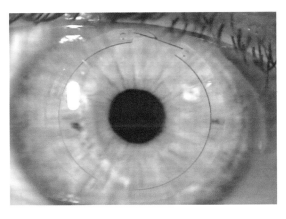

图 3.22 ICRS 完美居于瞳孔中心，线结位于切口处（采用装有 CCD 照相机的 Rodenstock 5000 裂隙灯拍摄）。ICRS 将角膜中央压平并顺着基质环的轨迹圆形突出。周边角膜不规则性产生了角膜的多焦性,在近视患者中矫正了一定程度的老视。

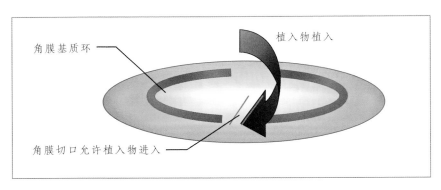

图 3.23 角膜隧道中的两个 ICRS 植入过程的图示。

- 增加近视矫正量(在矫正量不足情况下),或
- 降低近视矫正量而增加一只眼的近视力(增加患者的残余近视)(见 3.3.2)。

ICRS 可以矫正-5.00D 以内的近视(伴或不伴有散光)。

尽管 ICRS 的可预测性是相对的，但术后 6 周评估的屈光结果明确，其结果是很好的。

INTACS、Keratacx 和 KERARING 从本质上适用于正常或扩张的角膜(不规则散光)。近角膜中心植入 Ferrara 环,不同的基质环形状和大小能控制抗散光的效应,其对残余球镜度数影响小。

角膜瘢痕或角膜溃疡(局部角膜变薄)是手术的禁忌证,可能会引起角膜穿孔等术中并发症:

- 发生于角膜内皮面(在最深的角膜基质层面进行切开)。
- 发生于角膜上皮面(在极浅层的角膜进行切开)。

即使经常有白色的沉积物围绕着 ICRS,但其长期耐受性尚可,术后几个月也没有出现恶化的迹象。

以下情况时,通常单纯将 ICRS 移除就可以使角膜恢复到原来的状态。

- 角膜基质隧道感染。
- 部分被挤出。
- 沉积物过多。

3.3.12　角膜基质内飞秒切削术(图 3.24)

从之前的介绍可以看出(见 3.3),飞秒激光是屈光手术领域中最具创新

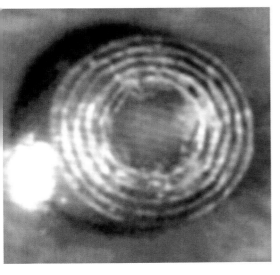

图 3.24　应用飞秒的飞秒激光辅助角膜切口的基质内松解(intraCOR)手术后出现多个圆周状的角膜基质环。通常选择非优势眼进行 intraCOR 手术,提供一个多焦点的角膜来矫正正视眼和低度远视患者的老视。

性的技术之一。

从 2007 年初,Argentinian Antonio RUIZ 就提倡采用飞秒激光的角膜内光致爆破这一创新方法来矫正老视。角膜基质内切口发挥了松解角膜的作用,这些切口没有涉及角膜前后表面。此手术目的与传导性角膜成形术相似(见 3.3.11),即在不需要角膜变薄或者切开角膜表面情况下,使角膜中心产生过度扁平的形变(见 2.5.6.5)。

学者们已对此项更加简单的激光手术进行了评估。激光在角膜中央 3~5mm 区域产生了一打的同心环。它通过产生近视的最小变化能补偿的负角膜非球面性(见 2.5.6.1),诱发一定水平的角膜拟调节(图 3.25)。此过程在瞳孔区进行,持续时间不超过 30 秒,并且短期效果很好。仅实施于非优势眼。

3.3.13 放射性角膜切开术(图 3.26)

在 20 世纪 90 年代,准分子激光所带来的近视角膜手术替代了放射性角膜切开术(RK)。放射性角膜切开术是一项古老但有效的技术,它制作许多排列的无穿透性的放射状角膜切口:

- 可以根据列线图来控制切口。
- 方向从角膜缘朝向角膜中央(向心)或者从角膜中央朝向角膜缘(离

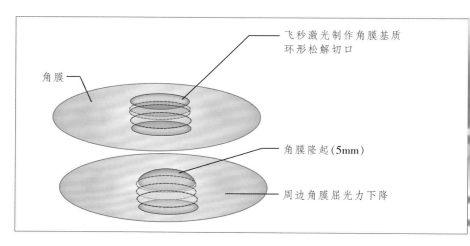

图 3.25 intraCOR 手术实施过程示意图。

心）。

- 向下的切割深度经过校准。
- 通过钻石刀进行制作。
- 保留直径超过 3mm 的中央光学区。

此项技术非常适合低中度近视的光学矫正。对于高度近视,过多放射状角膜切口有引起角膜失代偿的风险(图 3.26)。

两种角膜切口:微型 RK(就角膜缘而言)和巩膜缘切开术(切口从角膜缘延伸到邻近的巩膜)的效果得到了证实。从之前的经验来看,在出现老视时进行低中度近视的角膜处理,其成功与否从以下方面进行评估:

- 远视力。
- 中间视力(角膜切口间的多焦)。
- 近视力(调节效果)(见 4.1)。

手术患者的临床进展证实了有向远视发展的倾向, 这使最初良好的结果大打折扣。现在这些不满意的患者可能会考虑近来更稳定的手术技术 LASIK(见 3.3.7),IOL(见 3.3.9)]。

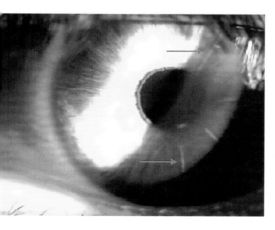

图 3.26　20 世纪 80 年代做的放射状角膜切开术(红色箭头)矫正低中度近视 (采用装有 CCD 照相机的 Rodenstock 5000 裂隙灯拍摄)。虽然 RK 有效地矫正了近视,但其已被证明, 随着时间推移, 术后的角膜会自发地朝着轻度或严重的远视演化。没有矫正情况下, 手术患者出现加重的老视。

3.3.14 角膜嵌入物

嵌入物是放在中央角膜基质之内的亲水性软性角膜接触镜。放入嵌入物的角膜瓣是由微型角膜刀或飞秒激光制作而成(LASIK 方法见,3.3.6)。

现在使用三种类型光学性质的嵌入物。

1.折射效应区型嵌入物(Flexivue Microlens™)：

- 小直径(3.2mm)。

- 可以撑起中央角膜呈弓形,能矫正+5.00D 以内的远视,矫正范围显然小于 LASIK。

- 亲水性丙烯酸类聚合物。

- 有 1.6mm 直径中心孔的平面圆。

- 环形的屈光周边区(+0.25~+3.5D 附加)。

- 将其注射到光学位置的特殊注射器(由 Presbia 公司提供)。

该嵌入物有可能产生角膜多焦性(见 3.3.7)。

2.屈光指数效应型嵌入物(Vue+™)：

- 在 30%角膜厚度处的植入角膜瓣下。

- 中央角膜区植入物产生中央区附加。

修正直径 3mm 内角膜前表面曲率, 该嵌入物若不能保证准确居中往往不能产生理想的临床效果[由于和角膜屈光指数相同(n=1.376)而呈现透明]应开发多区域的、多焦点的嵌入物来模拟真正的老视矫正。嵌入物的参数如下：

- 2mm 直径。

- 78%亲水性水凝胶。

- 中央 30μm 厚,周边 5μm 厚。

3.小孔效应型嵌入物(Kamra™)：

- 增加景深。

- 3.8mm 直径的环状小结构(8400 个微孔)。

- 中央有一个直径 1.6mm 的圆孔(见 1.3.2)。

- 不透明的微孔结构便于显微手术。
- 5μm 厚。

表面微孔结构有利于组织的生物融合，微透镜必须在 LASIK 瓣下准确对准瞳孔，Acu Target Surgical Unit 采用 3D 眼动监视仪提高嵌入位置的准确性。因此，Kamra 嵌入物并不基于多焦或离焦的作用原理，而是基于增加中间视觉两侧的清晰区域（即景深）（见 1.3.2）。

几乎所有的老视患者在术后 1 年远视力可达 20/20，近视力可以达到 Jaeger 1。最初的角膜水肿在几天内通常可以消退，其主要风险是在嵌入后的短期内继发的偏心。在大瞳孔下，患者（95%）通常会有光晕和对比敏感度的轻度下降。

表层角膜镜片术是历史上的角膜镶嵌手术，是已知的最古老的屈光手术，由哥伦比亚外科医生——薄层屈光手术之父 J Barraquer 开创，用于补偿无晶状体眼或高度远视：

- 从死后捐献者身上得到的天然角膜，而不是合成物。
- 形状可以修改成具有适当屈光度的新月形透镜来矫正远视。
- 在角膜瓣下嵌入。

现在飞秒激光或微型角膜刀可以简单地制作角膜瓣，因此在角膜瓣下嵌入水凝胶型或塑料的透镜是一种吸引人的方法。

角膜微透镜是一种合成薄片：

- 透明、生物相容。
- 起到折射作用。
- 嵌入角膜的基质层。

由于这些嵌入物的效能，角膜微透镜可能会与 IOL（见 3.3.9）、CK（见 3.3.10）或 intraCOR（见 3.3.12）竞争。

激光屈光角膜手术对近视眼是最佳的，因为它是削减组织的手术，但是对远视来说很难实现；与近视相比，每一屈光度远视需要移除 2 倍量的组织（图 3.29）。角膜内镶嵌技术是在基质层面内嵌入微透镜改变了角膜曲率，而没有减少角膜厚度或切除角膜组织，该手术完全可逆，只要将角膜瓣重新掀起(图 3.27 和图 3.28),然后拿出透镜并将角膜瓣复位即可。LASIK 是不可逆的(见 3.3.7)。在远视患者中使用这些嵌入物的优点是在就诊期间就可在裂隙灯下进行该可逆操作(某些美国学者认为),而这在其他技术,例如可调节IOL 中是不可实现的。

　　裂隙灯是所有眼科诊疗中的基础生物显微镜,使用裂隙灯观察使我们不必过分依靠手术室的显微器械。

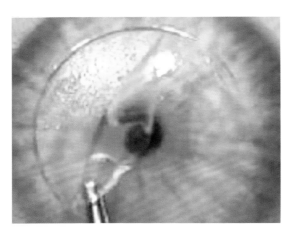

图 3.27　在飞秒激光应用于角膜屈光手术之前,LASIK 瓣可能由微型角膜刀(刀片)或激光(光)制作,制瓣后由镊子掀开。在瓣膜下的基质床中可以嵌入适当屈光特性的嵌入物。

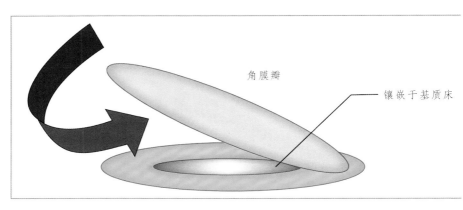

图 3.28　角膜嵌入物手术原则(基质层内微透镜)。

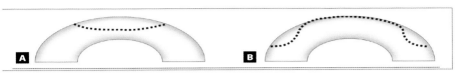

图 3.29　准分子激光切除治疗近视(A)和(B)远视的角膜屈光手术示意图。

角膜内透镜嵌入的另一个优点是可以准确定位,而这在囊袋内嵌入 IOL 是不可实现的。

对于将这些角膜内的微透镜嵌入 LASIK 瓣下的一般过程,有些学者建议将微透镜嵌入基质内的囊袋中(RELEX 方法):

- 一对基质层隧道。
- 均在深度为 200μm 处。
- 宽度 2.5mm(让微透镜通过有 5mm 的横向直径)。

由飞秒激光制作的基质层口袋有以下优点:

- 不必使用微型角膜刀。
- 避免了切除的并发症[游离角膜瓣、微褶皱、上皮内生(图 3.30)、间质内弥散性层状角膜炎]。
- 避免微透镜继发性脱位。

微透镜注射器研制目的是保证将微透镜植入基质内口袋中。

具有老视的+1.00~+6.00D 的远视患者术后表明:

- 6 个月复查时,大部分患者裸眼远视力为 5/10。
- 显性等效球镜的平均值为−0.31D。
- 术后屈光度偏差在 60%的患者中低于 0.5D,在 90%的患者中低于 1.0D。
- 所有患者术后视力下降均在 2 行以内。

全新的角膜内镶嵌技术表现出完美的可逆性和易操作性,但是仍需慎重考虑。一方面,要判断透镜的生物材料及其长期耐受性;另一方面,在基质层内嵌入物周围的角膜能否长期维持透明需要观察(可能沉淀于角膜内植入环的周围)(见 3.3.11)。

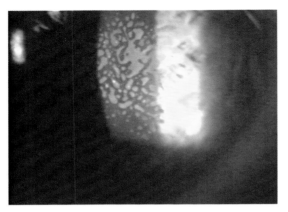

图 3.30 LASIK 瓣下角膜上皮内生区域(采用安装在 Rodenstoc 5000 裂隙灯上的 CCD 照相机拍摄)。上皮内生是由于上皮细胞自发迁移填充基质层和瓣之间的盲区。如果因角膜溶解引起散光和不规则角膜表面,则内生的上皮必须被消除。

所有矫正老视的手术均不可能恢复调节。

此外,还有各种关于使用巩膜技术来恢复调节的观点。

下文将描述根据调节的实际认知和老视眼残余功能是否允许有一个真正的透明晶状体或人工晶状体恢复调节。

(郭燕 译

第 4 章

老视和调节恢复

在 Helmholtz 理论中(见 1.5.1),我们知道睫状肌引起的悬韧带松弛会导致:

- 晶状体前囊膜拱起。
- 在调节过程中增加屈光度。

Schachar 认为,与之相反,在调节过程中睫状肌的收缩会导致其向外扩张,拉紧赤道部放射状悬韧带,同时伴随前部和后部悬韧带的放松(见1.5.2)。因此,晶状体中央前表面拱起(外周平坦化)导致屈光度增加。

许多试验,尤其是 Adrian Glasser 团队还没有确认过该理论(见 1.5.3)。

晶状体随着年龄的增长而增大,晶状体赤道部与睫状肌之间的距离每年减少 $10\mu m$,这是老视发展的可能原因之一,成为松解手术或睫状体巩膜扩张的植入手术的基础(图 4.1)。

松解手术使巩膜在眼内压下被动扩张成为可能:
- 前睫状体巩膜切开术(ACS)(见 4.1.1)。
- 联合技术(见 4.1.2 和 4.1.3)。

植入手术允许主动的巩膜扩张(利用眼内压的扩张作用):
- 外部方法。
— 巩膜扩张带(SEB)(见 4.2.1)。

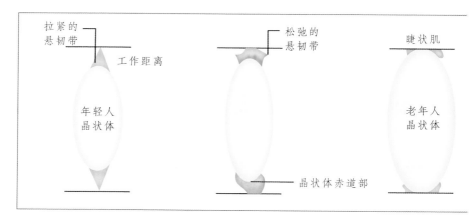

图 4.1 根据 Schachar 理论,老视进化过程中晶状体生长对悬韧带纤维的作用图解。

— 睫状体部分。

● 内部方法,如睫状体悬韧带张力环植入(见 4.4.5)。

可以联合巩膜松解术和植入术增加有效时间。

4.1 老视及巩膜松解的外科手术(图 4.2)

最初,Thornton(见图 4.29)发现角膜缘切口与调节有关。在 RK 的年代(见 3.3.13),他注意到向心或离心切口很大程度上影响角膜缘和邻近的巩膜,有助于保留手术的近视眼的调节。他认为 RK 除了能改变角膜地形之外,

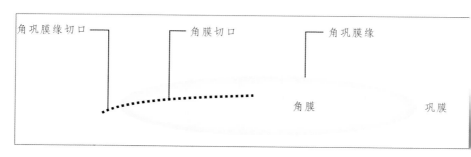

图 4.2 角巩膜 RK 通过引起巩膜扩张而在调节中起作用(上方视角)。

延长其切口超过角巩膜缘还可影响调节。

4.1.1　前睫状体巩膜切开术(图 4.3)

设想在睫状体前部进行规律的分散式的巩膜切开,即前睫状体巩膜切开术(ACS),有放松邻近巩膜的趋势,表现为巩膜拱起。锯齿缘巩膜的超声生物显微镜观察证实了该设想。

1990 年,Thornton(见图 4.29)发表了其第一篇关于在调节方面有良好临床效果的研究,患者术后能立即获得 1~2.5D 的调节力。为了提高该手术的效果,Thornton 建议用金刚石刀在 600μm 的校准深度处对每一个象限行双线巩膜切开。

发表文献上的关于 ACS 的数据证明了我的个人经验:

- 与个体有关,从 1~2.5D 不等。
- 术后第一天即可观察效果。
- 但持续时间短(在我的患者中是 2~4 个月),所有患者在术后 1 年内完全失去手术所获得的调节能力。

副作用与切口的深度和长度有关,会引发可自然消退的结膜下出血,以及暂

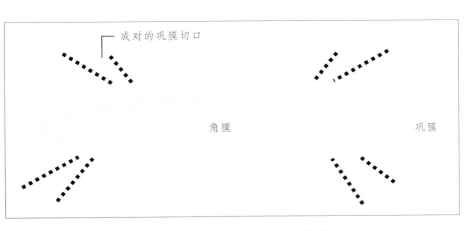

图 4.3　上方视角的 4 对 ACS 切口的图解。

时性前房积血,不会引起脉络膜出血或脉络膜疝。

4.1.2　ACS 植入

为了延长 ACS 的调节效果,Fukasaku(见图 4.29)在 1998 年建议实现:

- 四对螺旋径向切口。
- 使用 UBM 定位,达到 95%巩膜深度(见 4.2.2)。
- 通过缝合硅胶植入物来保持切口开放,期望植入物能控制巩膜伤口的愈合,提高调节稳定性。

获得的调节能力平均为 1.9D,在 6 个月内较为稳定。但由于缺乏长期的数据,我们认为硅胶植入物不能控制巩膜内的伤口愈合,导致伤口排出植入物,使长期调节能力失效。

4.1.3　激光 ACS

其他研究者(比如 Lin)认为,巩膜切口本身会危害术后伤口的愈合以及调节的回退,因此在 1998 年他提出了一种巩膜切开技术(图 4.4):

- 不使用金刚石刀。
- 使用 YAG 铒激光。

—3μm 波长(热效应的限制)。

—用一个光纤和一个接触圆锥形成 400μm 的传导点。

—依照手术步骤命名为激光辅助老视逆转术(LAPR)。

但是激光对巩膜(3000nm 波长)及角膜手术(1093nm 波长)的光消融作用仍未能改变,将会大大改变胶原的性质。

在手术过程中需做一对放射状切口:

- 长 4.5mm。
- 相隔 2.5mm 空间。
- 巩膜深度 80%。
- 角膜缘后 0.5mm 处。
- 每一个象限均操作。

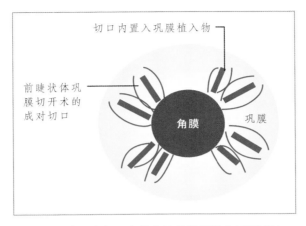

图 4.4　在 8 个切口中植入的巩膜切开术(正视图)。

一项关于 LAPR 的国际研究给出了直接有效的结果:

- 视力很快恢复(1 小时左右)。
- 没有并发症。
- 持续满意度,6 个月后仍有 93% 的患者能阅读 Jaeger 2,100% 患者均有大于 1D 的调节(1.00~3.25D,平均 2.4D)。

LAPR 的最终结果是在巩膜上增加一个直径约 10mm 的圆周(图 4.5)。

患者的配合很重要,要求其每个小时进行常规阅读训练。

24 个月后的结果非常理想:

- 所有的患者几乎都可以阅读 Jaeger 1。
- 大部分患者的远视力有轻度提高。
- 中间视力仍旧很好。

一种合成的胶原蛋白基质:

- 起到了巩膜保护作用,从而获得舒适性。
- 防止伤口愈合(组织再生)并阻止了屈光回退。
- 正在发展中。

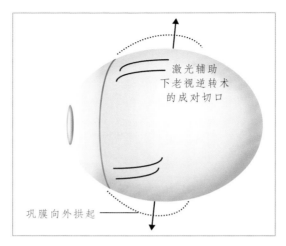

图 4.5 通过 LAPR 松解切口下的巩膜拱起而增加圆周直径(眼球横切面图)。

4.2 老视的调节植入手术

4.2.1 巩膜扩张带(SEB)(图 4.6)

PMMA 条带:
- 可以被植入在 4 个基本方位点。
- 在 2/3 睫状体巩膜深度处形成巩膜隧道。

聚甲基丙烯酸甲酯(PMMA)是一种聚合物,其硬度高并且透明,已在几十年前被证实与眼部组织生物相容性好。

到目前为止,巩膜扩张带(SEB)的长度、宽度以及设计经过了三代的发展。

SEB 通过扩大巩膜环增加了睫状体和赤道部(晶状体周围空间)之间的距离,即工作距离(见图 4.1;见 1.5.1)。为了保留可逆性的同时恢复睫状体悬韧带的张力,建议通过拱起前部睫状肌来拉伸巩膜(起提升作用)。

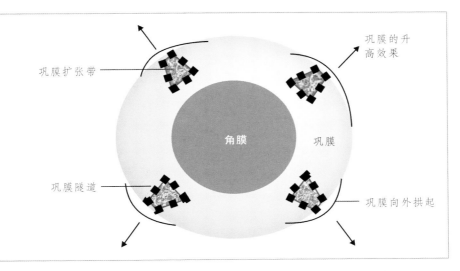

图 4.6 4 条 SEB 植入巩膜隧道引起巩膜提升和拱起的效果（正视图）。

"提升"这个词准确地描述了 SEB 植入对巩膜的拉伸作用，表现为植入物部位可见的巩膜拱起（图 4.7）。

美国的研究者们采用 SEB 矫正老视的即刻效果非常好。接受植入手术的患者近视力最多可以达到 7 行，平均能达到 3 行。

根据外胚层本体论，老视是晶状体持续生长的结果，巩膜 PMMA 植入是基于再聚焦的方法。通过简单地增加环内空间内的工作距离，这些植入物使得老视眼能够聚焦在近距离（见图 4.1）。

当晶状体赤道部向睫状肌生长，赤道部悬韧带对肌肉的张力减少（见图 4.1）。睫状肌的张力减少是由于衰老，并减少了睫状肌收缩效率。

巩膜植入患者的年龄为 50~60 岁：

- 所有患者近视力 Jaeger 3。

- 近距离阅读 20/16 时需要至少 1.25D 的附加。

巩膜植入物(见图 4.7):

- 矩形。
- 穿过巩膜植入。
- 四个解剖学象限内均有植入。
- 植入物周围巩膜扩张。

SEB 增加扩张是因为:

- 形变的机械效应。
- 作用在巩膜上的液体压力效应(朝向眼球内部)。

---

6 个月以后:

- 84%的植入患者仍旧可以阅读 Jaeger 4 的 20/10,并且 MN 阅读卡检查的结果更好。
- 70%的患者能看到 Sloan 卡的 20/16,甚至更好。

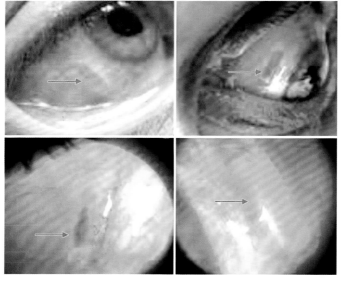

图 4.7 对行调节恢复手术的患有老视的正视眼的每个象限植入 SEB(红色箭头)。植入硬性 PMMA SEB 时应起到对巩膜表面的提升作用,并拱起前部睫状肌,使内部悬韧带张力增加来恢复工作距离,从而增加调节。

- 42%的患者保留的远视力至少达到了 Landolt C 的 20/10。

视觉质量的结果接近于：

- 多焦点 IOL，甚至调节型 IOL。
- 准分子激光角膜手术。

与巩膜手术相反的是，该技术保留了可逆性，并且没有改变远视力。

通过这种技术改善近视力：

- 只有部分患者。
- 不可二次操作。
- 不持久。

此外，所获得的部分效果可能只是基于伪调节现象（见 1.5.5）和视觉训练，尤其解释了对侧的、非术眼的近视力提高。

存在一些术后并发症，如：

- 植入物移动。
- 植入物被排出。
- 甚至巩膜坏死。

在这些情况下，尽管 SEB 手术的拥护者努力通过自动手势和调整列线图实现手术的标准化、简单化和安全性，但并没有突破。

与这些巩膜手术技术一起，可以恢复调节的"调节型"的 IOL 也已经研发出来。

4.2.2　调节型 IOL（图 4.8）

与为恢复调节所研发的不同系统的 IOL 一样，脚袢和光学面之间的连接允许镜片在睫状肌调节性收缩和后部玻璃体运动中前移（图 4.9）。

这些 IOL 的临床效果有争议。许多研究已经发现了较低的、短暂的调节

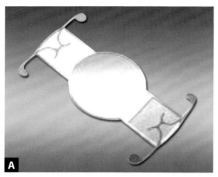

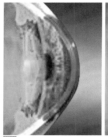 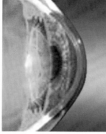 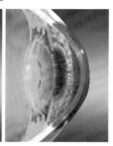

近距离	中距离	远距离

图 4.8 调节型 IOL(A)及其作用机制(B)。必须通过完美的手术植入调节型 IOL,从而保证得到最好的老视治疗效果。为了植入物在将来的运动过程中具有良好的位置,刚做手术的患者需要散瞳。

增加(小于 1D),但其余研究,如我们的研究发现对调节没有任何作用。

理论上的调节效果是向前每移动 730μm 产生 1D 调节,这意味着要移动 2.2mm 来获得 3D 的近附加效果。晶状体囊袋的纤维化使这样的移动变得不确定,因为它限制了光学移动。这种现象是不可避免且不可逆的,它导致收缩,会使组织僵化,并导致晶状体混浊(后囊膜混浊)(见 3.3.9)。

囊袋纤维化是手术后的晶状体囊袋自然出现的伤口愈合的过程。

事实上,毛果芸香碱点眼后的超声生物显微镜(Ultrabiomicroscopy,UBM)的研究表明:

- 某些 IOL 的平均前移距离仅为 314μm(即 0.5D)。
- 另一些 IOL 轻微的平均后移距离为 50μm。

UBM 是一种以超声作为穿入性和直线性扫描介质的二位扫描系统,提供定性和定量的眼前节结构信息(见 1.5.3)。在调节型 IOL 研究中,可通过 UBM 获得关于睫状突、悬韧带和晶状体囊袋等组织关系的信息(见图 4.25)。该图像系统的最大困难之一是获得客观可重复、可靠的结果;当同一个测量者使用 UBM 检查及分析时,信度极好。由于操作者定位的主观性,不同测量者之间获得可靠结果的信度较低。因此,若让不同测量者测量不同图像,则信度差。

尽管 UBM 探查技术的组织穿透性低,但其最大的优点是纵向分辨率高(图 4.10)。

虽然 UBM 有精确的生物测量功能,但并不可以用于以下方面:
- 角对角测量,或者沟对沟测量。
- 晶状体核及其后部的可视化。
- 提供地形图和厚度测量图。

在 50MHz 或 35MHz 的探头下,我们发现调节刺激前后测量以下数据有

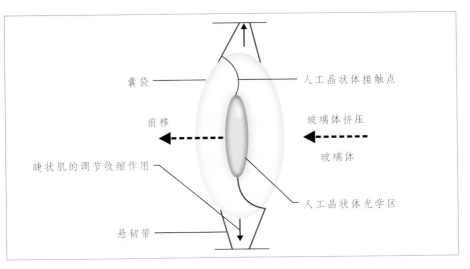

图 4.9　在囊袋内的调节型 IOL 的动力学的示意图(侧视图)。

显著统计学差异:

- Camerular 角度。
- 睫状突和巩膜之间的夹角。
- 睫状突和虹膜之间的夹角。

在植入标准单焦 IOL 的眼中,UBM 演示了眼前节结构的调节性运动。

晶状体手术加深了前房深度(约 40μm)。

后房型人工晶状体的调节刺激意味着:

- 沟对沟距离和睫状环直径减少。
- 虹膜–睫状突距离减少。
- 睫状突–虹膜角度减少。

有些调节型 IOL 模型是 5°的单片式闭合环,其余有 2 个硅胶光学面(前表面 32D 的光学面与后表面的负屈光力的光学面相配对,后表面的屈光力因生物测量方法而异)(图 4.11)。

单片式 IOL 被定义为脚袢和光学面使用相同材料一步合成的植入物。脚袢和光学面使用不同材料则定义为两片式 IOL(图 4.12)。

当睫状体休息时,调节型 IOL 为视远聚集:

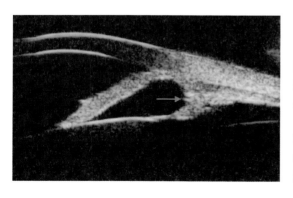

图 4.10 位于虹膜根部和睫状体之间的睫状沟的 UBM 图像(红箭头)(图片由安装于 UD6000 Tomey 回声仪上的 UBM 探头拍摄)。UBM 使用超声探查眼球内部软组织,超声波遇到体内液体时会被反射,但遇到气体时会被中断传播。

- 悬韧带拉伸(根据 Helmoltz 的理论)(见 1.5.1)。
- 睫状体囊袋轴向缩短。
- 两个光学面会聚。
- 弹簧压缩(见图 4.11)。

双光学部镜片是为了在透明角膜切口为 3.6~3.8mm 时能植入眼内而设计的。这种软性植入物在眼内展开,展现出由弹簧系统连接的两个光学部。5.5mm 直径的前光学面具有较强的屈光力, 而 6.0mm 直径的后光学面的屈光力则较小。弹簧施力于前光学面,调整从近视力到远视力的聚焦。

当睫状肌收缩时(图 4.13),IOL 为视近聚焦(Schachar 理论):

- 睫状带松弛。
- 囊袋松弛。
- 两个光学部之间的弹簧松弛并伸展。
- 前光学部向前移动。

最近的评估表明 IOL 在植入后一年仍然能准确工作。

调节的结果令人满意:

- 91%患者的远视力优于 20/10。
- 具有中间视力的患者高于 97%。

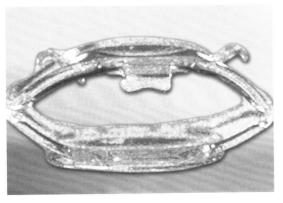

图 4.11 恢复老视眼调节能力的双光学部 IOL 的例子。调节型 IOL 在调节过程中利用囊袋剩余的弹性来改变形状,从而改变看远、近及中间距离时 IOL 的屈光力。

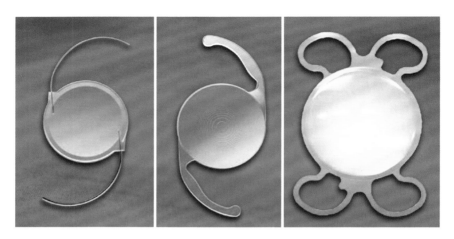

图 4.12 不同设计的 IOL 例子:两片式(左图)、两个袢的一片式(单片式)(中间图)、四个袢的单片式(右图)。IOL 的设计不仅对其在眼内的稳定性很重要,也与精确的老视手术和最佳光学功能有关。

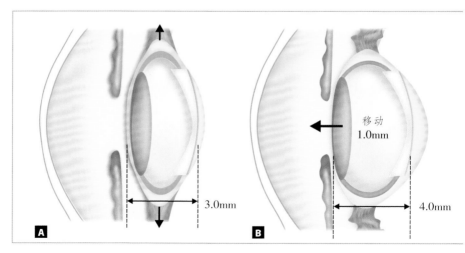

图 4.13 两片式调节型 IOL 动力学示意图:调节状态下视近(A),休息时视远(B)。这种调节型 IOL 的特殊设计是基于 Schachar 理论的调节过程(Helmholtz 理论)(见 1.5)。

- 84%的近视力矫正不需要近附加。
- 阅读速度比标准植入快(160 个字母/分钟和 23 个字母/分钟)。
- 对比敏感度结果极好,并且没有任何眩光。

双光镜的创新理念值得特别的关注。

硅胶 IOL 由两个光学部件组成(前部和后部),也是由弹簧系统相连,后部为负屈光力,固定抵住后囊;前部光学面具有强大的会聚力(32D),在睫状肌收缩时会向前移动。虽然移动距离较小,但是前部光学面的高会聚力将调节作用最大化(图 4.14)。

调节作用与以下作用一起出现:
- 晶状体囊袋收缩。
- 玻璃体推动。
- 脚襻弹性。

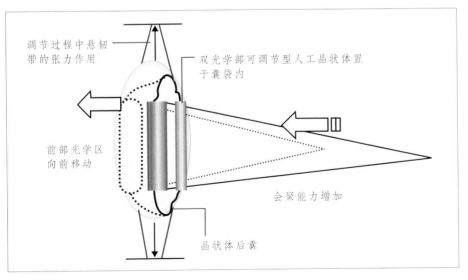

图 4.14　调节时晶状体囊袋内双光学部的侧视图。

4.3 其他类型的调节手术

4.3.1 晶状体调节术

在 phako-Ersata 出现之前,学者提出利用残余调节力(见 1.2.3),使用晶状体调节术对自然晶状体进行重塑。

这种手术改变了自然晶状体的力学特性,旨在寻找一个在睫状体收缩或悬韧带松弛时所需要的有效的调节应答关系量。

4.3.1.1 飞秒激光晶状体切割术(图 4.15)

目前认为出现老视时睫状肌仍保留收缩能力,而且晶状体囊仍具有弹性。

随着老化,晶状体本身变得更加致密和坚硬,以至于调节时的力量不足以使晶状体变形。一个德国的研究团队曾提出通过增加晶状体弹性来恢复调节。为了改变晶状体本身的弹性和可变形性,他们增加了作用于晶状体内部的激光束脉冲量。

飞秒激光由于其超短的激光脉冲而能在晶状体内产生非常锐利且无附带损伤的晶状体内切口:晶状体切割术。

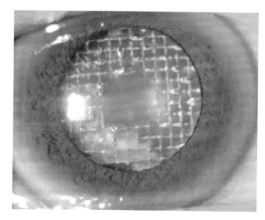

图 4.15 飞秒激光晶状体切割术。使用超高速激光在晶状体上制作精准的微切口,从而进行如图示的晶状体重塑或摘除。

晶状体切割术的原理基于以下事实：波长接近红外光的激光束可以穿过角膜和晶状体。因此，我们选择飞秒激光：

- 在晶状体内。
- 无须进行眼球的开窗手术。
- 激光形成光空穴（见 3.3.6）。

通过移动晶状体内的激光点，实现了组织的三维分解，因此形成了切削平面。动物实验证实，晶状体内部微小切口的应用不会引起术后短期或中期（3 个月）白内障。使用激光在晶状体核内制作一些光滑的平面，从而让晶状体恢复一定量的弹性。飞秒激光的焦点需要根据预先设定的几何形态所形成的平面（图 4.16）进行移动。目前已经测试了用于制作平面的三种基本的几何形态。以上三种形态的结合（混合型），使晶状体的可变形量最大化，遵循轮辐状切割（两个圆柱的前后两端都由环状的切口连接）以确保中央面积（见图 4.16）。

检测晶状体切割术后的晶状体，将该晶状体置于离心力与旋转速度成正比的可旋转检测平台的中央（图 4.17）：

- 静止状态下（0 RPM＝转/分）。
- 1035 RPM。
- 1085 RPM。

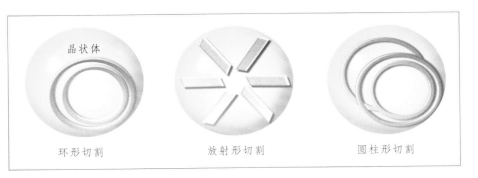

晶状体　　　　　　　　　　　　　　　　　　　　　

环形切割　　　　　放射形切割　　　　　圆柱形切割

图 4.16　晶状体核的飞秒激光切口示意图：制成该几何形态，可能会有助于恢复晶状体调节力。

　　离心力为调节状态下模拟睫状肌产生的张力(见 4.4.6)。使用高分辨率相机从侧面捕捉即时照片，观察不同旋转速率下离心力大小对于晶状体形变量的影响。平方函数最能体现旋转频率与晶状体平均标准压平量之间的关系，进而比较不同切削模式对于晶状体形变量的影响。旋转速率对于压平系数很重要：当晶状体的厚度降低时，其直径增加。实验晶状体通常在旋转试验后恢复至其初始厚度。晶状体弹性随着矢状平面上激光切削量的增加而明显增加：4、8 和 12 点钟方向分别为 8.2%、16.6% 和 26.6%(见图 4.16)。切削平面方向起主要作用：锥形平面与旋转力方向一致时可增加晶状体可变形性。

　　如果晶状体囊具有足够的抗张性和弹性，晶状体切割术可以修饰整个自然晶状体，从而减少调节力损失。

4.3.1.2 其他手术

　　晶状体囊袋成形术是一种通过激光作用于晶状体囊来恢复晶状体囊的可变形性的手术。晶状体软化术是用低能量的光裂解性激光来提高晶状体核的生物力学性能。根据德语用词，Ersatz 是一种元素，替代一些有缺陷或缺

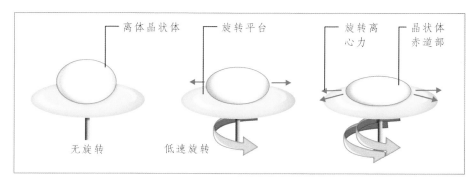

图 4.17　Fischer 装置示意图，用于体外评估旋转力对于晶状体切割的影响。

失的物品。因此,phako-Ersatz 是一种具有与自然晶状体相同性能的替代性人工晶状体(图 4.19)。phako-Ersatz(见 4.3.1)具有以下特点:

- 通过小孔。
- 填充清空内容物的囊袋,无须自身晶状体(见图 4.19)。
- 有在囊袋张力变化的作用下调整屈光力。

术后晶状体囊袋可能会失去其透明性(图 4.18)。因此,目前需要考虑如何通过不同的技术控制晶状体囊的混浊(见 3.3.9.5):

- 晶状体囊抛光。

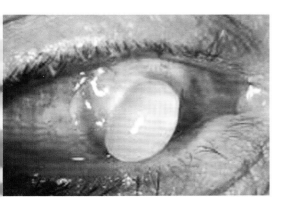

图 4.18　一例眼外伤,晶状体脱出体外。该图片自然晶状体脱出体外或受损,由于干燥而迅速失去其透明性。因此,体外试验时晶状体的黏弹性可能会改变。

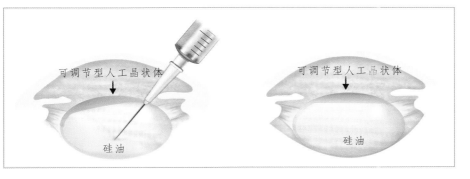

图 4.19　phako-Ersatz 的原理图。phako-Ersatz 为晶状体囊内的晶状体,有或无可调节性(如上图所示)。

- 蒸馏水。
- 抗有丝分裂药。

现在也有其他的尝试,如对特定波长光可调整的人工晶状体,也称为光调整性人工晶状体(LAL)(图 4.20)。

虽然目前有多种巩膜手术和晶状体手术,但是目前对于恢复调节尚无一种可以提供生理性、可持续、稳定和及时调节的公认方法。结合多种方法也许可以获得接近生理状态的调节。为了得到这些临床结果,需要更好地评估与调节显著关联的解剖区的潜能:睫状区(见图 4.25)。

4.3.2 晶状体切割术

老视治疗方法中,飞秒激光引导的晶状体切开也许适用于部分患者(见4.3.1.1)。飞秒激光切开术的兔子活体试验结果令人满意,术后 3 个月无并发性白内障,无视网膜损伤,也无其他眼部并发症。在大量人眼晶状体和猪眼晶状体试验中,德国研究者确认采用 5kHz 或 100kHz 飞秒激光在不同横截面的切割模式下均可增加晶状体的弹性(见图 4.16)。

晶状体切割术后,飞秒激光在放射面上雕刻出 12 条轮辐状切口,留中央1mm 范围的无切口区,能获得最大的晶状体弹性(图 4.21)。晶状体切割术增加的晶状体弹性可多达 20%,具体增加幅度受患者年龄和晶状体状况而变化。通过制作晶状体切口之所以能增加弹性,可能是由于这样的切面有助于

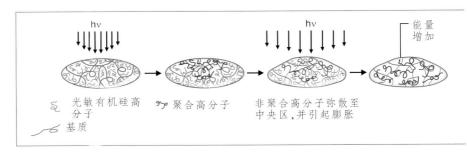

图 4.20　LAL 原理图。光调整性人工晶状体由植入物的光聚合组成,激光束直接作用于该 IOL 中心而产生物理作用,人工晶状体暴露于激光束。该方法也可达到 IOL 度数的微调作用,以更好地解决老视问题。

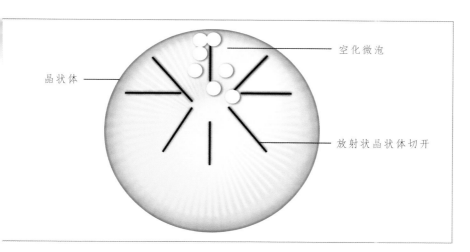

图 4.21　放射形晶状体切割术模式图(手术显微镜所见)。

晶状体在挤压力作用下进行变形。晶状体弹性的恢复可能有助于老化晶状体重新获得调节力：人眼晶状体改变 100μm 可获得 3D 的调节量(见 1.5.4)。对 15 只兔子的试验中，每只眼的显微手术过程只需 25 秒，与之前采用较小频率激光治疗相比减少了 10 秒。晶状体切割术的可持续性使其可以可靠地应用于人眼。术眼的 OCT 图像和 Scheimpflug 图像清晰显示了术后立即出现的气泡和光线散射(图 4.22)。

术后 14 天、1 个月和 3 个月，随着微切口愈合，切口痕迹逐渐模糊，光散射作用改善。术后 3 个月未报道白内障，板层组织损伤范围没有扩大。

在兔眼试验中有中心定位困难的问题，但在人眼上可以通过注视目标来解决。对激光脉冲、能量、作用间距的精确设置对于该技术的发展至关重要。为了确保不破坏囊袋的晶状体核切削平面分布，准确的测量是必要的。

与角膜手术的激光相比，此类治疗所用的近红外光波长的激光脉冲的焦点更接近视网膜，所以可能会引起视网膜损伤的并发症。接受该治疗的兔眼的组织学研究表明无炎症或变性征象。

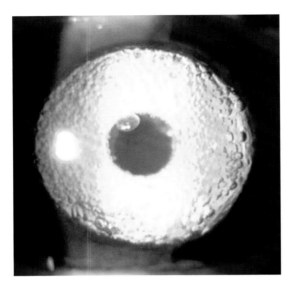

图 4.22 人眼白内障摘除中飞秒激光晶状体切割术示例。术后可立即清楚地观察到空穴作用的气泡。超高速激光也常用于无超声乳化手柄的现代白内障摘除术中的晶状体乳化。

4.3.3 睫状体的成像

在眼科中对眼前节的检测可用许多成像技术（见图 1.12、图 1.13、图 1.16、图 2.1、图 2.2 和图 2.6）。

4.3.3.1 OCT 睫状体成像技术

虹膜后方位置有色素遮盖，同时睫状环的孔径小，并具有旋转对称性，以上特点不允许使用以下探测方法对其进行研究：

- 光子性能量[Scheimpflug 成像技术（见图 3.5）]。
- 红外光（光学相干断层扫描或眼前节 OCT）（图 4.23）。

4.3.3.2 基于 Scheimpflug 的睫状体成像

由于是利用来自观察方位前的横向光束，Scheimpglug 光学成像原理使可透光性组织的三维空间探测成为可能。该原理当然也可用于眼透光区域的检测（图 4.24）。当前，只有两种医学仪器可用于观察晶状体周边区域：磁共振成像技术（MRI）和超声技术（US）（见 1.5.3）。

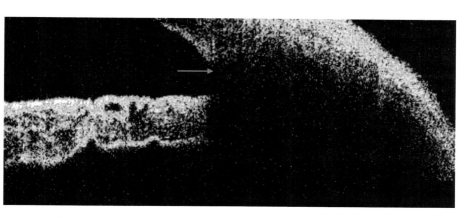

图 4.23　前房角的 OCT 图像(红色箭头)。可见巩膜导致信号剧烈衰减,妨碍了该解剖区域的成像(使用+20D 附加镜片进行 OCT 层扫)。OCT 技术由于其光学特点,造成虹膜后部光学信号丢失,因此不能探测到虹膜后部的解剖结构。

晶状体周边区域是指围绕晶状体的解剖区域:悬韧带、睫状区、玻璃体和房水(图 4.25)。睫状区可分为以下几个明显的解剖部分:

- 睫状体:
  - 睫状突。
  - 睫状肌。
- 睫状沟。

4.3.3.3 超声睫状体成像术

Artemis 超声设备, 由 Dan Reinstein、Ron Silverman 和 Jackson Coleman 研制。Artemis 技术使用聚焦在角膜或眼前节的 50 MHz 探头,但采用拱形扫描以保证与角膜组织相垂直。由于超声信号处理的控制,该设备的测量精确性已达到 1μm。要了解屈光手术的角膜解剖结构,超声技术至关重要。该设备聚焦于眼前节, 能得到具有良好可视度的前房角结构的完整眼前节切面图(图 4.26)。如前所述(见 1.5.3),超声还可穿透虹膜进行睫状沟–睫状沟距离

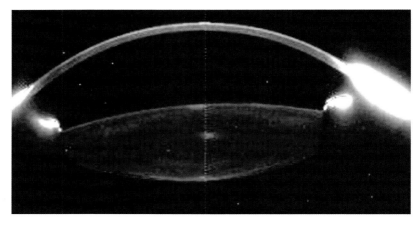

图 4.24 采用 Scheimpflug 的眼光学断层成像技术显示虹膜前的眼前节解剖 (取自采用 HD Okulus Pentacam 的个人图解)。Scheimpflug 相机的高分辨率技术可以准确分析虹膜前的眼前节,但不能评价虹膜后部。

的测量,可用于后房型有晶状体眼的人工晶状体植入术。

目前,超声扫描仪可直视睫状肌—悬韧带—晶状体连动作用,是提供调节动态分析图像的最好来源。

4.3.3.4 MRI 睫状体成像

该类技术包括 HR-MRI(还在试验阶段,由来自 Piscataway 的美国团队研发)。

MRI 的高分辨率技术是非侵入性、非光学原理的,它的作用原理是人体组织原子核的磁共振作用、静态场、场梯度和脉冲射频技术(图 4.27)。

4.3.3.5 睫状体的研究结果

MRI 无失真和光反射,还具有提供极好的软组织水平对比度(代表固有特性)的优势。对比度可随脉冲射频的时间参数设置不同而变化,可以获得所

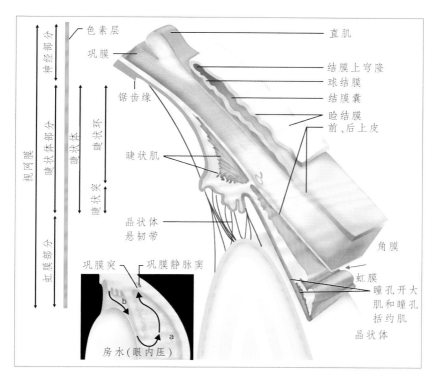

图 4.25　人眼晶状体周边区域解剖示意图(红色箭头)。晶状体周边区域是一个未被充分认知的虹膜后的解剖部位,该区域可能会为调节过程提供线索(a:前房;b:后房)。

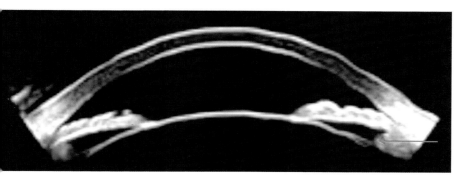

图 4.26　Artemis 超声扫描仪的眼前节成像。采用超声技术获得晶状体周边区域和后房(红色箭头)图像,虹膜后部无信号强度衰减现象。

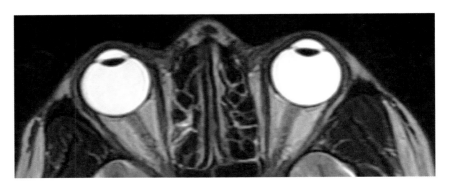

图4.27 传统 MRI 技术获得的人眼图像(冠状位)。采用 MRI 技术,我们可以分析人体不同组织,特别是富含氢原子的解剖结构(例如液体)。传统 MRI 由于其图像放大性能较差而限制了在眼球等部位的应用,HR-MRI 明显提高了图像的精确性。

需的任何平面的图片。HR-MRI 是由美国团队研发用来获取调节过程中眼前节成像的技术,可以提供睫状肌及其相连的晶状体(有晶状体眼)或者人工晶状体光学面及脚袢(人工晶状体眼)的直观图像。另外,HR-MRI 测试时不受视力影响, 由于无须药物诱导过度调节, 适合用于双眼生理性调节检查(见 1.3.2)。在试验水平,采用高分辨率图像,MRI 达到 1.5 T 磁场。HR-MRI 含有特别适合眼球的聚焦器、脉冲式射频、标准的自旋回波、T1 弛豫时间、单一回波和多切割。通过观看图像机中不同的图片,非磁性设备可刺激调节。MRI 拍摄过程中位于眼前合适距离的视标可产生强烈的双眼调节刺激 (最大 8D)或者最小刺激(约+0.1D)。远的视标可以通过放置平面镜形成镜面反射来观察,从而克服图像的距离限制。测量过程中,头位保持静止,调低室内光线,要求被检者注视远视标(光纤后照明的白底上的黑色十字交叉)。光照强度于 50%~100%范围内波动,以 1 秒钟 2 张的转换速度切换图片。开始检查由垂直位开始,三维空间同时进行,以保证拍摄目标部位 78 μm 的最终分辨率、3mm 厚度的多次切割、4cm 的扫描区。在新图像出现前,视标被重新放置以刺激近视力。选择能区分睫状肌和睫状突的最好对比度:观察到的睫状突比睫状肌具有更强的信号强度,晶状体皮质比晶状体其余部分更亮。

对于后房型人工晶状体, 无论是单焦点还是多焦点的软性植入物, 调节时会出现睫状突和晶状体囊袋赤道部之间的 HR-MRI 间隙。80%的无调节眼中观察不到该间隙。

该设备也可显示晶状体术后的前房加深, 以及睫状沟直径增大。无晶状体眼中, 调节量将随着以下变量而出现具有统计学意义的减少:
- 睫状沟距离。
- 睫状环直径。
- 睫状沟直径。
- 虹膜–睫状体角。

内含软植入物的晶状体囊袋直径似乎在调节过程中会发生皱缩。如果将软植入物从囊袋中取出, 晶状体周围空间会在大部分的研究对象中再现。

生物统计学评估证实晶状体囊与睫状体平面的拟重合现象:
- 出现在 80%植入眼。
- 20% 植入眼的晶状体囊平面相对于睫状突顶点位置后移: 它们通常不出现人工晶状体眼在调节过程中常见的前房深度减少现象(前房深度减少 30μm)。

测量巩膜突与睫状沟垂直方向距离变化量可以发现在调节过程中睫状沟直径明显减小。

由 New Jersey Robert Wood Johnson 大学医院研发的 HR-MRI 实现了活体组织(虹膜、睫状肌、睫状突和晶状体)的可视化检查, 以及以上结构间的相对解剖关系的测量(不受虹膜色素阻碍)。

HR-MRI 能提供软组织的最佳对比度, 在组织相关检查中非常有用(见图 4.27)。应用该成像设备检测眼前节结构可能得到以下信息:
- 人工晶状体位置。
- 调节机制和老视发展的行为研究。

老视患者的 HR-HRI 研究已经证实与调节有关的眼前节结构改变,尤其重要的是:已证明睫状肌收缩能力并不随着年龄增加而降低,而似乎保持终生不变。

由 HR-MRI 获得的图像证实了 Helmholtz 理论(见 1.5),证实了晶状体厚度的年龄性增加与老视的发生有关, 晶状体体积增加引起人类睫状肌环的改变。尽管晶状体的性能随着年龄增加而降低,但是调节过程中睫状肌环直径的改变量并不随着年龄增加而降低($661\mu m$ 变化范围,与研究对象的年龄分布无关),这排除了伴随衰老而出现某种程度萎缩的观念,尽管该因素通常被认为是解释老视的原因。

在有晶状体的受试者中,睫状肌环直径取决于年龄的最小和最大调节:无论何种调节状态,睫状肌环直径随着老化明显减小($40\sim60$ 岁的 20 年里减少速度约 $20\mu m/y$,平均为 $400\mu m$)。在人工晶状体眼中,睫状肌环直径的减少以及随之出现的悬韧带潜力的丧失,可由下列因素补偿:

- 人工晶状体的体积(与自然晶状体相比)较小。
- 伴随向内移动的囊袋收缩。

调节过程中,由于睫状肌作用明显影响光学元件位置,人工晶状体位置的前后移动表明人工晶状体植入术后悬韧带张力有一定程度的恢复(因此,使用拟调节人工晶状体)(见 4.2.2)。HR-MRI 技术可以实现 IOL 光学部和脚袢及其与调节相关解剖结构关系的可视化。因此,巩膜治疗策略可能为:

- 在老视眼中增加睫状肌环直径。
- 增加晶状体周围空间。
- 同时增加悬韧带张力和调节应答(根据 Helmholtz 理论,只要晶状体保持柔软)。

然而, 晶状体持续性增长及其对睫状体的影响可降低悬韧带张力和所有的潜在调节应答。自然晶状体软化或者填充手术策略(见 4.3.1)由于不减少晶状体体积或赤道部直径,不大可能会:

- 增加晶状体周边空间。
- 恢复有效的悬韧带张力。

考虑到睫状肌收缩能力并不随着衰老或者囊袋内 IOL 植入而降低，以及睫状肌直径(伴或不伴 IOL 植入)随着老化减小，可考虑功能性睫状肌和睫状肌环直径大小，以及悬韧带张力的影响等因素来调整老视矫正策略。

HR-MRI 获得了许多与调节有关的眼内结构的解剖学和生理学共识。基于 HR-MRI 技术的研究使人们对老视和调节恢复机制的了解越来越多。

HR-MRI 发现以下现象：
- 晶状体前表面呈抛物面状曲线形态。
- 调节过程中，晶状体前表面改变，而后囊不变。

老视状态的晶状体：
- 体积增加。
- 前表面曲率变平坦。

其他改变：
- 睫状体。
- 只有部分 Müller 肌在调节过程中运动。

相反地，睫状沟保持稳定。它在解剖学上被描述为椭圆形环，而不是圆形。悬韧带从睫状突分离出来形成带状部分，与前部玻璃体连接，成为调节过程的一部分。晶状体水平的玻璃体支撑的存在证实了 Coleman 理论的横膈膜机制(见 1.5.1)。一个日本研究团队建议通过在晶状体囊内及标准超声乳化术后设置以下参数，来恢复调节。
- 两个较窄的 piggy-back 镜片(见 3.3.9.3)。
- 于晶状体囊内和两个镜片之间注射一定光学特性(屈光指数)和机械性能(黏弹性)的生物相容性硅油(见图 4.19)：这样可以在两个镜片中产生一定量的残余调节。

目前，调节恢复似乎是对正视眼最有前景的老视治疗途径，在改善近视力的同时不丧失远视力。非正视眼患者在通过屈光手术矫正至正视状态之后可从调节恢复治疗中受益。

4.3.4　睫状肌电子转移

目前，眼部药物传递系统研发是眼科领域的研究热点（图 4.28）。电子转移的潜在应用可视为一种解决老视问题的化学方法：电子转移可能是在分子传递中最有效的无病毒技术，其应用不限于转基因。

电子转移是一种电化学技术，可以使极化分子在电磁场作用下移动，从而通过眼球壁。

睫状肌可作为长期治疗性分子在眼内表达和分泌的储备池。小鼠研究结果发现，睫状肌的质粒电子转移作用可让睫状肌纤维的基因表达维持至

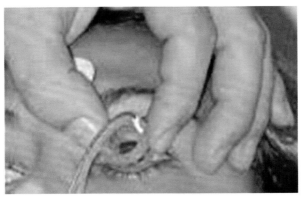

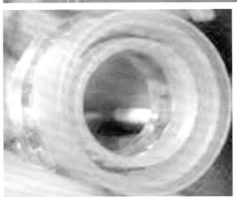

图 4.28　在睫状肌内的眼电子转移实验。电子转移的原理：在眼球表面置入一负压吸引环。在电子转移环中央安装负极（-），眼表周边部安装一点状正极（+）。在该装置的中心位置注入导电溶液然后整个过程中打开直流电。

少 6 个月，携带人类 TNF-α 可溶性受体编码基因的质粒已经证实了电子转移作用。目前位于睫状肌的质粒电子转移作用不会引发任何眼部疾病或者任何眼部结构的损伤。不同的应激状态下，细胞分泌的分子伴侣是热休克蛋白产物，它们具有保护功能，能帮助细胞对抗引起凋亡或分化的致死情况，它们也可能涉及组织再生，从而在老视形成中起主要作用。睫状肌电子转移也可能正好有助于减缓老视引起的肌肉衰退过程；可能通过质粒电子转移来有效刺激细胞产生治疗性蛋白；另外，还可以考虑通过在生长激素的影响下刺激肌肉组织使其恢复活力，通过编码质粒电子转移作用刺激睫状肌局部分泌激素蛋白是可行的。因此，睫状肌的质粒电子转移途径也有助于睫状肌蛋白质合成系统长期产生蛋白质，是一种有前景的治疗方法(见图 4.40)。

4.3.5　晶状体重填技术

白内障手术的最终目标是除了恢复远视力之外，还要恢复调节。通过向晶状体囊内填充可注射的多聚物有可能在白内障术后恢复调节（见图 4.19)，但是，正如之前提到的阻碍晶状体囊内注射策略成功的两个主要问题：首先，注射剂可能泄露到晶状体囊袋之外；其次，可能由于其弹性丧失以及晶状体囊和晶状体解剖复合体的混浊而继发白内障。最近已经研究出简化的晶状体填充，具有操作高度可重复性，有望用于恢复调节的临床实践。

4.4　调节的实验性手术

恢复调节似乎是矫正老视最好的方式，我们加入了"眼部提升术"这一独创手术技术的研发。我们展示的装置是基于实验和临床评估的，尚不能预先判断其在老视患者中的长期效果。

4.4.1　风险

老视是可以预测的，影响了近 60% 的法国人口、1 亿的欧洲人口和 20 多亿人的世界人口。老视是仍需矫正的屈光手术的"神秘领域"，伴随着近视、远视和散光的矫正，正如前面章节所述(见第 3 章)。随着对调节现象的深入了解，老视的矫正应采用恢复调节的方式，而非补偿性手术。

补偿性手术包括:

- 老视准分子激光原位角膜磨镶术(见 3.3.7)。
- 伪调节人工晶状体(见 3.3.9)。
- 传导性角膜成形术(见 3.3.10)。

恢复调节的方式包括:

- 前睫状巩膜切开术(见 4.1)。
- 巩膜扩张带(见 4.2.1)。

革新技术如:

- 睫状体悬韧带张力环(CZTR)。
- 老视环。

这些技术有效,但效果会在几周或几个月后减退。

4.4.2 概念

CZTR 的原始概念是个人专利装置,可以为每个患者定制,以随着老视的演变而重新调整,也将在人工晶状体的支持和治疗载体后期的改进中起作用(见图 4.40)。

CZTR 是一种微环:

- 可植入老视眼内。
- 在显微镜下操作。
- 可填充在中央腔且维持在该位置,并通过内部方式影响睫状沟环扩张和前悬韧带(睫状体悬韧带拉力环–CZTR–悬韧带睫状体拉力环)(见 4.4.5)。

从原型概念到最终实现,行业合作伙伴之间必须召开一次会议,通过他们的研发服务,确认概念和规格,并明确植入材料和 CZTR 的技术选择[6]。

4.4.3 前期

目前关于调节理论的知识概括如下:

- 根据 Helmholtz 理论,老视源于晶状体硬化和晶状体囊袋弹性的降低,但在老视的初期却缺乏这些迹象。

● 根据 Schachar 理论,睫状肌的持续增长会导致悬韧带张力松弛,然后阻止睫状肌改变晶状体的形状。

在老视相关的发明研究中,考虑了不同的调节恢复技术:

● 1996 年 Thornton 在美国发明了前睫状体巩膜切开术 (ACS)(图 4.29)。

● 1999 年 Fukasaku 提出日本式巩膜内植入(见图 4.29)。

● Schachar 提出巩膜修复体,即巩膜扩张带(SEB)(见 4.2.1),巩膜假体可以用于老视的治疗和其他上段眼部视觉问题[睫状体上腔节段(Baïkoff)]。

前睫状体巩膜切开术(见 4.1.1)共有 8 个放射状切口:

● 角膜缘与巩膜交界处。

● 2/3 的深度或 90% 巩膜厚度(取决于术者)。

调节幅度平均增加约 2D,但效果在 6 个月后减退。通过加深切口(100% 厚度)并且插入聚二甲基硅氧烷植入物,并缝合在切口底部可避免减退(见 4.1.2)。

各种晶状体透镜技术可以追溯到 2004 年:

● 根据荷兰 Koopman 的新硅胶注射来填充透镜。

● 根据日本人 Nishi 的程序在硅胶注射囊后加用一个囊塞(图 4.30)。

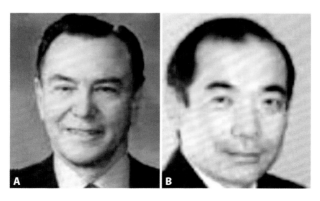

图 4.29　第一次调节修复试验 是由 Thornton(A)采用 ACS 的术式进行,并经过 Fukasaku(B)修改。

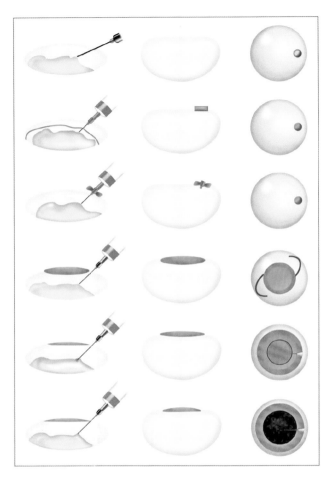

图 4.30 有关晶状体回填的前期实验(有或无囊塞)(上面 3 幅图)以阻止液体挤出，囊袋里含有可选的人工晶状体（下面 3 幅图）。

Koopman 和 Nishi 建议在合并白内障的老视患者中，通过为取出混浊的晶状体所做的前部角膜切口，向囊袋内注入一些流动硅胶来恢复调节。

AMO 公司研制出了两种类型的硅胶(见 1.5.4)，我们采用 Glasser 的设备测量动物尸体眼，得出 4~8 个调节屈光度。在猴子身上，除了少数并发症如囊纤维化和术后炎症，实验结果良好。

Nishi 博士建议用塞子来阻止硅胶渗漏入前房(见图 4.30)。放置一个厚 1.2mm、直径 13mm 的晶状体作为 phako-Ersatz(见 4.3)(图 4.31)。

光调整性材料应该能够改变晶状体前表面屈光力和调整调节 (见图 4.20)。

与 CZTR 概念相近的其他专利包括:

● 在慕尼黑大会的波斯特会议期间, 随着 2002 年悬韧带张力环提出后,法国在 2003 年研究出老视环(专利 n° 98 16723,1998 年 12 月 31 日)。

● 美国人 Shahinpoor 在 2003 年提出调节悬韧带短桥植入 (US 2003: 0028248 A1)(图 4.32)。

4.4.4　专利声明

①CZTR 和 Schachar 装置(US 6280468 B1:巩膜修复来治疗老视和其他眼部疾病,2001)有明显的不同(见图 4.41):

● 设置在睫状沟内,停留在悬韧带上(见图 4.40)。

②前瞻性研究提出了一种圆形装置的发明专利, 可通过液体填充和植入角膜进行调节。在 1999 年,Lee 改进了这种植入法,US 编号为 5.876.439 (采用一种液体填充的角膜环来调整角膜曲率的方法和设备)(图 4.33 和图 4.34)。

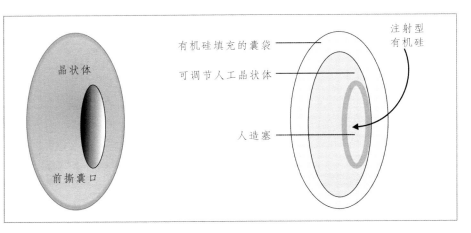

图 4.31　Phako-Ersatz,晶状体栓和注射硅胶(Nishi 博士的发明)。

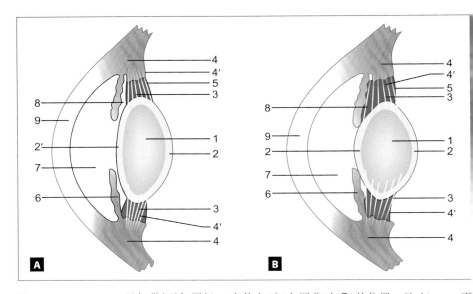

图 4.32 Shahinpoor 悬韧带短桥(图标 5)在静息(A)和调节时(B)的位置。Shahinpoor 不考虑睫状肌的缺陷,旨在直接作用于悬韧带。

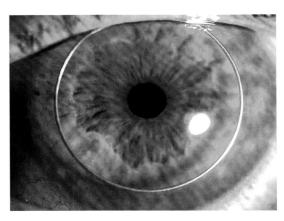

图 4.33 Lee 的填充角膜环。

　　CZTR 和 Lee 的装置类似,都是液体填充的环形设备,但区别在于后者植入必须在角膜内而非睫状沟(见图 4.34)。虽然 CZTR 和白内障手术中的晶状体囊袋张力环 (折叠式 Dick 囊带环型号 2,Morcher Gmbh)(见图 3.19)都有环状的外形,但其余方面二者均不相同。

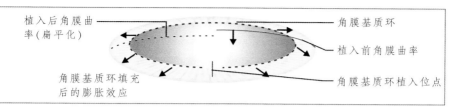

图 4.34 Lee 博士液体填充调整角膜环。

③概念和目标更接近 CZTR 的是 9816723 号的法国专利(IOLTECH),是一个关于治疗老视等眼部疾病的装置:硬材料(聚甲基丙烯酸甲酯、聚甲基丙烯酸羟乙酯)或软材料(水凝胶),不可调节(图 4.35)。

④另一个矫正老视的编号为 9908048 的法国专利眼内张力环与 CZTR 也有明显区别:

- 扭曲的形状(微弹簧效应)。
- 不可调节(具有足够形状记忆的生物相容材料来发挥弹簧效应)。

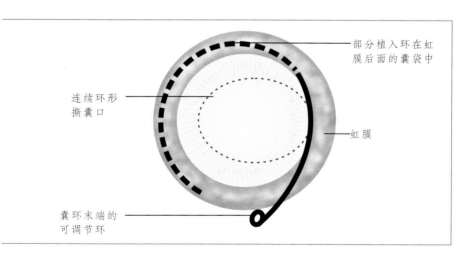

图 4.35 部分插入囊袋中的囊环,在囊环的末端可清晰地看见操纵环(图 4.37)。

4.4.5 CZTR 的专利发明(图 4.36)

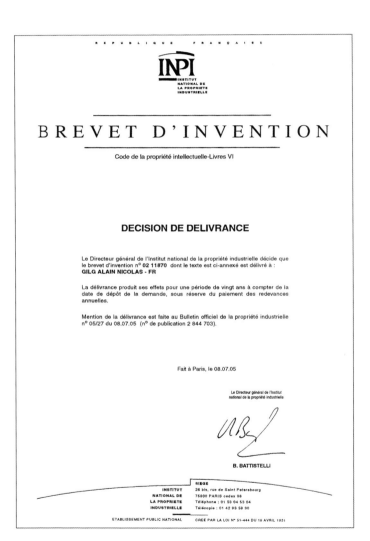

图 4.36 CZTR 的发明专利证书(图 4.38)。

CZTR 的专利号 FR0211870：

- 环形。
- 孔径<100°。
- 节段直径≤200μm。
- 具有管腔,可与微光系统或鸭嘴阀或其他装置连接(图 4.38)。

充气系统使得在充气时能够控制压力和环扩张,由哨型导管或游离皮瓣斜行自动填充阀门。

CZTR 材料(见图 4.38)：

- 生物相容、柔和、可扩张、可伸缩、不易渗透。
- 允许用流体或气体填充腔,使装置的外表面膨胀,以产生张力来对抗睫状沟,并对抗附近悬韧带的前部纤维(椭圆形)(见 4.3.3)。

阀门程序是为了调整装置内的压力,即控制对抗表面的压力。考虑到眼球解剖尺寸和老视的程度,装置放置了微压力表直至得到最佳效率所需的压力。

把 CZTR 装置植入到眼内的过程如下：

- 在黏弹剂的存在下通过 2.2mm 的角膜微切口。
- 在虹膜之后不断地充气。
- 把 CZTR 放入睫状沟内。

外围是环形或有环形部分,预先设定外部直径为固定。内面限定了一个管腔,腔内充满不可压缩的流体来增加外部直径,直到上升到补偿悬韧带纤维的张力损失的值。

如果 CZTR 由硬质材料制成，那么在折叠后就不能将其插入到眼球内部,因为硬环的插入需要一个更宽的角膜切口,还要处理潜在的眼外伤。

在制造 CZTR 时就有预先设定好的几何形状。在预定的直径下,CZTR 拥有恒定的内在弹簧效应,从而避免了需要放置多个环的可能性(睫状沟的直径在 11.2mm 左右,宽度在 2mm 以内)。

CZTR 必须能够使张力增强到使巩膜环扩张 400μm(老视的晶状体直径一共增长 400μm,或者 40~60 岁之间每年增长 20μm)(见 4.3.3)。

CZTR 不管是开放(介于 1°~100°)或关闭(全睫状沟均匀接触),都应该能够适应所有直径的睫状沟和所有度数的老视(见图 4.38):

- 外直径在休息位时测得为 10~11.5mm,填充时为 12~13mm。
- 2mm 直径和 200μm 厚度的包绕,内腔容积由静息位时 58mm³ 增大到稍微超过 94mm³(在拉伸作用下,表面厚度的减少忽略不计)。

一种尺寸适应全部:CZTR 的单个尺寸适合所有的眼球(见图 4.38)。

充气后(睫状沟直径)环形管不能超过 2mm 且管壁厚度为 50~1000μm(超低越好)。腔内充满了难以压缩的生物相容性液体(生理盐水溶液)或气体,以便在包绕的表面施加有效的压力。在腔内完全填充时,CZTR 处于休息位,不会造成包绕的膨胀(微量压力计的结果)(图 4.37)。一旦植入,折叠式 CZTR 在填充过程中渐进和可控地展开。可以用眼部内镜[6](研发中)来控制位置,并且内镜可以通过同样的角膜切口来重新放置或去除。

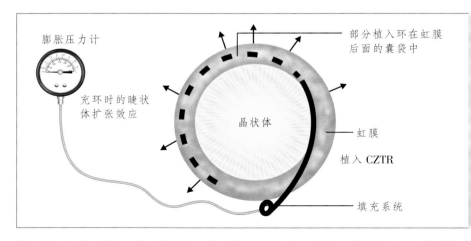

膨胀压力计

充环时的睫状体扩张效应

晶状体

部分植入环在虹膜后面的囊袋中

虹膜

植入 CZTR

填充系统

图 4.37 专利 CZTR 在进入睫状沟的最后位置之前。压力调整在睫状沟内正在发挥足够的反压力作用(见图 4.35)。

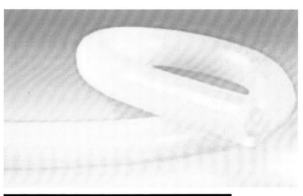

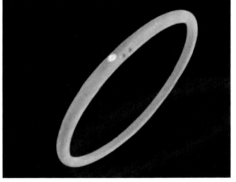

图 4.38　用于试验的 CZTR 的柔软硅胶微管。CZTR 必须是柔软的,能够精确放置在睫状沟内。

对于球面屈光不正伴有老视的矫正,CZTR 也有边界允许同时或后期的有晶状体眼人工晶状体的固定(图 4.39)。

由 CZTR 内环限制的沟槽用于支撑 IOL(见 3.3.9)。

可以设想不同的材料并且把它们纳入规格中:

- 硅胶(见图 4.38)。
- 聚烯烃均聚物或共聚物。
- 基于氨基甲酸乙酯的聚氨酯或弹性体 (聚亚安酯/甲基丙烯酰氧乙基)。
- 聚丙烯酸。

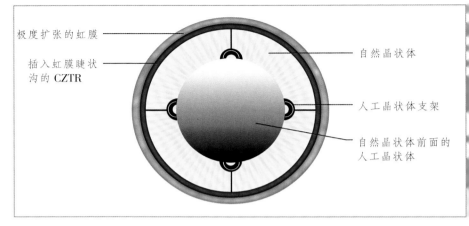

图 4.39 从正面看,沟内 CZTR 与有晶状体眼人工晶状体的示意图。

- 水凝胶、硅水凝胶(有机多分子硅氧烷和聚二甲基硅氧烷)、有机硅聚氨酯。
- 聚碳酸酯聚氨酯、聚醚酮、苯胺。
- 牛–水凝胶胶原蛋白。
- 聚氯乙烯弹性体(聚酯)。
- 聚对苯二甲酸乙二醇酯、聚四氟乙烯、聚甲基丙烯酸甲酯塑料、聚砜、聚磷腈。
- 磷酸胆碱。
- 硅、天然橡胶或合成橡胶(丁二烯和丙烯酸热塑性塑料、丁基苯乙烯、含氟聚氨酯、尼龙、SIS/SBS 弹性体、塑性体)。
- 烷基铵蒙脱土。
- Hytrel 型嵌段共聚物。
- 二羟二乙醚和聚二甲基对苯二甲酸酯,分子量为 600~3000kDa。

Hytrel 已经获得硬链段(4GT)和软质无定形弹性体链段对苯二甲酸乙二醇酯醚,二者的正确比例决定最终产品的参数,例如硬度、弹性、熔点、化学抵抗性和渗透性等。

有效药物成分(例如中间葡萄膜炎的激素、抗青光眼药物、抗白内障药物)可能包封浸渍在环内,形成长效缓释系统的装置(图 4.40)。

弹性体材料是一种可以反复拉伸的材料，在生理温度下可拉伸到初始长度的两倍,取消拉力后会返回到初始长度:

- 弹性体:ASTM F1441-92 和 F2051-00 标准。
- 热塑性弹性体:ASTM D5538-98 标准。
- 硅弹性体:ASTM F2038 和 2042-00el 标准(见图 4.38)。
- 烯烃弹性体:ASTM D5593-99el 标准。

正在进行 CZTR 的可行性评估。

4.4.6　可行性研究

n° 06.10.180 VRT 承诺,由 OSEO /ANVAR 提供创新和研究服务,允许通过提出技术和工艺上的发展来验证该装置的可行性:

- 智能液体材料允许可逆的固体/液体状态的互相转变，从而能实现通过从阀门释放使 CZTR 取出和更换。

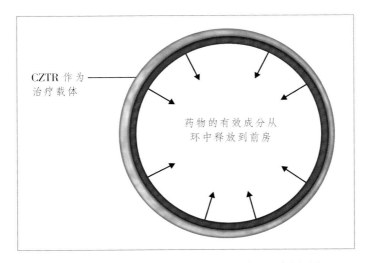

CZTR 作为治疗载体

药物的有效成分从环中释放到前房

图 4.40　有治疗载体功能的 CZTR 设置在沟内的示意图(图 4.28)。

- 注入液体微观颗粒体以实现液体的置换，以避免长期泄漏导致的植入物的更换。
- 在原位聚合以调整直径,即对睫状沟的压力。

对设备后期改进的研发需要新技术(如显微技术和纳米技术)达到所有需要的功能:

- 中空塑料环。
- 放射状裂纹。
- 末端闭合，事先通过一个密封微阀将有形状记忆功能的不可压缩体填充内腔。

对于前文提出的各种类型的睫状环(见 4.4.3):

- Ganem 老视环。
- IOLTECH 张力环。

实验数据证实了手术的可行性、良好的即时临床耐受性和最重要的恢复调节的有利效果。

CZTR 专利(图 4.41)是一个微装置,可植入睫状沟以诱导"巩膜环升",增加晶状体周围空间,使悬韧带纤维的工作距离最优化。最初充分利用了增加植入物体积以适应晶状体生长(见 4.3.3.5)。持续增长导致当前 CZTR 的不可避免的效率损失,可以通过在纳米技术维持过程中的"充气"实现这样的体积变化。

在动物实验中证实老视环使悬韧带轻微向后移动,而不破坏它。Yucatan 小型猪(调节的幅度和行为都类似于人类)在植入术后 3 个月没有发现张力亢进,也没有眼内炎症或晶状体混浊,调节幅度为 3.5~4D。在植入的 5 只猪眼中,CZTR 增加了 2~3.5D 的调节,且无损害。

也有学者认为，装置植入睫状沟内能让老视眼松弛的悬韧带纤维回到原处。

设想 CZTR 拉伸悬韧带纤维能增加调节力。

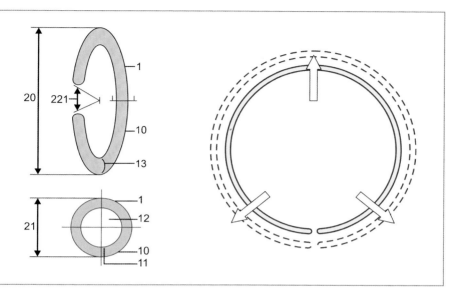

图 4.41 Gilg 的专利所描述的可调节的 CZTR。

CZTR 在人体上的性能正在被评估。

这些结果可以解释悬韧带纤维张力的损失如何造成调节幅度的降低(见图 4.1):

- 晶状体直径的增加。
- 玻璃体顺应活动效能的降低(见图 1.14)。

在调节过程中,环形睫状肌朝晶状体移动,前部的放射状睫状肌向巩膜移动,两块肌肉共同作用的结果是:

- 通过胶原纤维的第一支伸展赤道部悬韧带。
- 后部悬韧带松弛。
- 第二组胶原纤维将睫状突移向晶状体。

赤道部悬韧带穿过前部的放射状睫状肌,导致晶状体赤道部直径增加。前后悬韧带在调节过程中维持着晶状体的位置(见 1.5.1)。

前部的放射状肌肉/睫状沟以及睫状肌/睫状突之间存在胶原纤维,调节的发生伴随着赤道部悬韧带的伸展和前后部悬韧带的松弛。在睫状肌收缩期间,通过放射状和纵向的睫状肌,赤道部悬韧带的伸展和前后悬韧带的松弛是同时发生的(图 4.42)。

随着年龄的增长,晶状体持续生长而巩膜没有生长,使睫状肌工作距离减小,随后悬韧带纤维的伸展能力下降。

CZTR 能够用于睫状沟以使得赤道部悬韧带稳定移动以触发再次伸展。一旦在沟内且填充完,CZTR 能确保表面张力遍及睫状沟以改变:

- 睫状体距离。
- 在周边前部玻璃体形成弓形。
- 悬韧带纤维伸展的再次激活以产生有效的调节。
- 葡萄膜巩膜小梁途径的增加导致眼内压的降低。

CZTR 手术可以跟其他巩膜扩张方法一同实施[巩膜切开术(见 4.1),镶

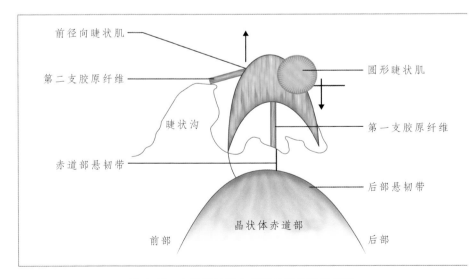

图 4.42 在调节过程中的睫状肌运动示意图。

嵌(见 4.2)]。

对于眼科医生、科学家和患者,得益于巩膜技术的进步(见 4.1)和晶状体技术的光明未来(见 4.3.5),调节修复作为一种治疗老视的方法即将实现。

虽然本书证实临床实验结果,但科学出版物的数量仍然太少以至于人们不能够领会它。

目前这些技术的预测性的缺乏阻碍了它们的临床应用。虽然通过具有相同光学物理特性的人工晶状体取代天然晶状体来发展 phako-Ersatz,但我们仍然面对晶状体周围空间随着年龄的进展不可避免地下降,这一下降可以通过巩膜技术增加悬韧带(见 4.3.3.5)工作距离解决,以恢复 phako-Ersatz 功能(见 4.1)。如果我们提高对调节生理的理解,会发现所有技术都是互补的,并且会在未来手术治疗方法中得到应用。

(高蓉蓉 译)

后　记

相比其他医学专业,眼科学在过去几年的非凡进步中获益更多,我们正处于一个有大量的新理念和研究发现涌现的好时期。

屈光手术是眼科学领域的一个亚专业,刚刚兴起并保持快速发展。该手术目前主要治疗各种球柱性屈光不正(近视、远视、散光),也涉及选择性矫正像差问题,以及高阶像差相关的视觉问题。

尚未发生老视的年轻患者的所有视觉障碍都可以分开进行治疗,但在老视患者中,尽管存在损伤中间视力的风险,以及随之而来的近视力减退,也必须要矫正或者是治疗老视。

老视相关治疗的复杂性取决于老视出现前的状态的误解,一开始眼科医生把老视的初始状态当作一种静止性的屈光不正来进行矫正。

这些相似的认知引导一些研究者发明矫正手术技术,但均不完美,因为老视治疗效果很慢,而且对视觉质量有许多副作用。因此,一些研究者开始寻找一些治疗老视的动态方案,比如说模拟调节的生理效应。由于我们对调节生理学了解的不彻底,巩膜和晶状体技术的效果在幅度和时间方面都有限。

如何治疗老视? 在不久的将来我们将会攻克这个问题,目前巩膜和晶状体技术的一期临床试验已经取得令人满意的效果。

如果我们可以丰富老视治疗领域的知识,并让其他视觉卫生的专业人员知道老视及其治疗方面的现状,我们将感到无比荣幸[7]。

我们愉快地邀请热心的同行、朋友和广大患者积极参与老视的永久性治疗方案的制订。

梦想终会实现,但仍需要时间。

（余野　译）

注　释

[注释 1]

我要感谢我的导师 Yves Pouliquen 教授,他是巴黎 Hôtel-Dieu 的眼科学系主任。在我研究生学习生物材料专业的时候,他告诉我在分析实验数据和临床应用时持有严谨态度是非常重要的。他的著作《眼的透明度》(*The eye's transparency*)在 1992 年出版,用自己的才能和诗意讲述视觉的史诗故事。他在"正在衰老的眼睛"章节中讲述了老视患者晶状体、玻璃体和视网膜的变化。

[注释 2]

我推荐一本 André Vergez 在 Diffusion Générale de Librairie, Maloine 出版的名为《眼科学诊断》的著作,这在法国是一本眼科学百科全书,口袋大小,共 725 页,它系统地收纳了大量的临床知识。作者是一所医学院的老师,还是医院的眼科医生,逝于 1978 年,去世之前发表了两部著作:第一部是《眼睛和宏观病理学》(*Eye and General Pathology*),讲述了有关眼科的所有感染;第二部讲述了所有的眼部感染症状。这本书来源于大量的工作。

[注释 3]

在视光学方面,老视矫正的渐变镜片可以分为两种:Visionaute 的特点是患者戴着框架眼镜,通过大幅度的眼球运动来交替视近视远;Spationaute 适合需要特别扭动脖子和头部来环顾周围的人。

[注释 4]

在综述中,ENT 专家和其同事更新了对"感知性本体感觉姿势缺陷综合征"的认知(Gilg AN, Aillagon-Bourguet L, 2007 年 4~5 月,第 4~8 页),重提临床性和操作性本体感觉障碍这个概念。这种综合征是许多欧洲团队最近发现的,这个课题主要研究运动障碍、阅读障碍和成年人慢性非典型疼痛的关系。治疗方式可以为穿姿势矫正鞋底、佩戴棱镜老视镜(积极的棱境矫正)、戴牙合导板、形体矫正重新培训、前庭觉重新培训。

[注释 5]

在近视性的老视 LASIK 中,中心 20°范围的 Q 值平均为 0.13,而对照组为 0.15。

[注释 6]

眼科显微内镜检查是一种眼内成像的手术技术,在局麻下,通过软性显微内镜进入角膜切口以在前房和后房内进行观察和操作。Gilg AN、Leon C、Leon J、Aron Rosa D、Klein RJ 为眼科老视内镜显微手术作出了巨大的贡献。于 2001 年阿姆斯特丹举行了一场针对人类调节初步研究的学术年会。

[注释 7]

特别感谢给予我支持的 Caroline Kovarski,在这本著作中,她指导并鼓励我在著作中加入图表和插图,并在著作最后的校读中给予我许多帮助。

参考文献

论 文

1. Investigating presbyopic options. Davis EA, Miller M, McDonald MB, Lindstrom RL, Yilmaz OF, Koch PS. *EyeWorld*. 2009 May;14(5):48-9.
2. Multifocal intraocular "mix and match" lenses. Lacmanovic-Loncar V, Pavicic-Astalos J, Petric-Vickovic I, Mandie Z. *Acta Clin Croat*. 2008 Dec;47(4):217-20.
3. Interocular blur suppression and monovision. Collins MJ, Goode A. *Acta Ophthalmol (Copenh)*. 1994 Jun;72(3):376-80.
4. New aspects of contact lenses in ophthalmology. Aquavella Jv. *Adv Ophthalmol*. 1976;32:2-34.
5. Flight-deck vision of professional pilots. Watkins RD. *Aerosp Med*. 1970 Mar;41(3):337-42.
6. Reduced visual acuity in elderly people: the role of ergonomics and gerontechnology. Pinto MR, De Medici S, Zlotnicki A, Bianchi A, Van Sant C, Napoli C. *Age Ageing*. 1997 Sep;26(5):339-44.
7. Post-traumatic unilateral aphakia and contact lens-binocular functions of grown-ups. Ehrich W, Kolbegger K. Albrecht Von Graefes *Arch Klin Exp Ophthalmol*. 1975 Nov 25;197(2):177-92. German.
8. Femtosecond lasers in ophthalmology. Soong HK, Malta JB. *Am J Ophthalmol*. 2009 Feb;147(2):189-197. e2. Epub 2008 Oct 18. Review.
9. Maximizing satisfaction with presbyopia-correcting intraocular lenses: the missing links. Pepose JS. *Am J Ophthalmol*. 2008 Nov;146(5):641-8. Epub 2008 Sep 13. Review.
10. Presbyopia correcting intraocular lenses: what do I do? Olson RJ. *Am J Ophthalmol*. 2008 Apr;145(4):593-4.
11. The quality of life associated with presbyopia. Luo BP, Brown GC, Luo SC, Brown MM. *Am J Ophthalmol*. 2008 Apr; 145(4):618-622. Epub 2008 Feb 19.
12. New intraocular lens technology. Olson RJ, Werner L, Mamalis N, Cionni R. *Am J Ophthalmol*. 2005 Oct;140(4):709-16. Epub 2005 Jul 18. Review.
13. Implantation of scleral expansion band segments for the treatment of presbyopia. Qazi MA, Pepose JS, Shuster JJ. *Am J Ophthalmol*. 2002 Dec;134(6):808-15.
14. A complication of scleral expansion surgery for treatment of presbyopia. Singh G, Chalfin S. *Am J Ophthalmol*. 2000 Oct;130(4):521-3.
15. Correction of presbyopia accompanied by alternating exotropia. To'mey KF, Fahd SD, Jabbour NM. *Am J Ophthalmol*. 1982 Jul;94(1):125.
16. Aspherical deformation of lenses with variable refractive power. Zander K, Rassow B. *Am J Optom Arch Am Acad Optom*. 1972 Nov;49(11):938-42.
17. Some seeing problems: spectacles, color, driving and decline from age and poor lighting. Richards Ow. *Am J Optom Arch Am Acad Optom*. 1972 Jul;49(7):539-46.
18. Analysis of bifocal contact lenses. Wesley NK. *Am J Optom Arch Am Acad Optom*. 1971 Nov;48(11):926-31.
19. Presbyopia as a human factor in industry. Hill GC. *Am J Optom Arch Am Acad Optom*. 1971 Jul;48(7):556-9.
20. Stereopsis in presbyopes fitted with single vision contact lenses. Koetting RA. *Am J Optom Arch Am Acad Optom*. 1970 Jul;47(7):557-61.
21. Further data on presbyopia in different ethnic groups. Hofstetter HW. *Am J Optom Arch Am Acad Optom*. 1968 Aug;45(8):522-7.
22. The single vision reading contact lens. Fleischman WE. *Am J Optom Arch Am Acad Optom*. 1968 Jun;45(6):408-9.
23. Prescribing for presbyopia with contact lenses. Bier N. *Am J Optom Arch Am Acad Optom*. 1967 Nov;44(11):687-710.
24. Patterns of binocular suppression and accommodation in monovision. Schor C, Erickson P. *Am J Optom Physiol Opt*. 1988 Nov;65(11):853-61.
25. Stereopsis in presbyopes wearing monovision and simultaneous vision bifocal contact lenses. McGill E, Erickson P. *Am J Optom Physiol Opt*. 1988 Aug;65(8): 619-26.
26. Comparative investigations of progressive lenses. Diepes H, Tameling A. *Am J Optom Physiol Opt*. 1988 Jul;65(7):571-9.
27. Monovision contact lens wear and occupational task performance. Sheedy JE, Harris MG, Busby L, Chan E, Koga I. *Am J Optom Physiol Opt*. 1988 Jan;65(1):14-8.
28. Ocular dominance and the interocular suppression of blur in monovision. Schor C, Landsman L, Erickson P. *Am J Optom Physiol Opt*. 1987 Oct;64(10):723-30.
29. Bifocal adds and environmental temperature. Kragha IK, Hofstetter HW. *Am J Optom Physiol Opt*. 1986 May; 63(5):372-6.
30. A system of retinoscopy for the aged eye. Carter JH.

Am J Optom Physiol Opt. 1986 Apr;63(4):298-9.

31. Suppression behavior analyzed as a function of monovision addition power. Heath DA, Hines C, Schwartz F. *Am J Optom Physiol Opt.* 1986 Mar;63(3):198-201.

32. Eye and head contribution to gaze at near through multifocals: the usable field of view. Afanador AJ, Aitsebaomo P, Gertsman DR. *Am J Optom Physiol Opt.* 1986 Mar;63(3):187-92.

33. Adaptation to lens-induced heterophorias. North R, Henson DB. *Am J Optom Physiol Opt.* 1985 Nov;62(11):774-80.

34. Performance characteristics of a hydrophilic concentric bifocal contact lens. Erickson P, Robboy M. *Am J Optom Physiol Opt.* 1985 Oct;62(10):702-8.

35. Clinical factors in proximal vergence. Wick B. *Am J Optom Physiol Opt.* 1985 Jan;62(1):1-18.

36. Depth of field for the presbyope. Carroll JP. *Am J Optom Physiol Opt.* 1981 May;58(5):400-3.

37. Spectacles for the emmetropic presbyopic optometrist. Goodlaw EI. *Am J Optom Physiol Opt.* 1981 Mar;58(3):232-4.

38. Vision training for presbyopic nonstrabismic patients. Wick B. *Am J Optom Physiol Opt.* 1977 Apr;54(4):244-7.

39. The design and prescription of multifocal lenses for civil pilots. Backman HA, Smith FD. *Am J Optom Physiol Opt.* 1975 Sep;52(9):591-9.

40. Bifocal contact lenses today. Lahr JW. *Am J Optom Physiol Opt.* 1975 Aug;52(8):547-58.

41. Depth of focus and amplitude of accommodation through trifocal glasses. MILES pw. *AMA Arch Ophthalmol.* 1953 Mar;49(3):271-9.

42. Optogeometric considerations regarding corrective lenses used in ametropia and presbyopia. JUNES. *Ann Ocul* (Paris). 1953 Oct;186(10):918-42.

43. Cause and treatment of presbyopia with a method for increasing the amplitude of accommodation. Schachar RA. *Ann Ophthalmol.* 1992 Dec;24(12):445-7, 452.

44. Rapid refraction. Beasley FJ. *Ann Ophthalmol.* 1971 Aug; 3(8):827-8.

45. Anterior ciliary sclerotomy using collagen T-shaped implants for treatment of presbyopia. Malyugin B, Antonian S, Lohman BD. *Ann Ophthalmol* (Skokie). 2008 Fall-Winter, 40(3-4):130-6.

46. Presbyopia correction: managing the complex patient. Hardten DR. *Ann Ophthalmol* (Skokie). 2007 Jun;39(2): 92-4, 91.

47. Cataract surgery and spectacle independence. Packer M. *Ann Ophthalmol* (Skokie). 2007 Spring;39(1):3-8. Review.

48. Current viewpoints concerning contact lenses. Urvoy

M, Elie G, Carre V, Toulemont PJ. *Année Ther Clin Ophthalmol.* 1988;39:93-102, discussion 141-53.

49. The choice of eyeglass lenses in modern life. Catros A, Mur J. *Année Ther Clin Ophthalmol.* 1986;37:49-58.

50. Multifocal eyeglasses: rules for prescription. Catros A, Carrica A, Botaka E. *Année Ther Clin Ophthalmol.* 1983;34:135-49.

51. Progressive lenses. Catros A. *Année Ther Clin Ophthalmol.* 1972;23:339-49.

52. Optical surface optimization for the correction of presbyopia. Dai GM. *Appl Opt.* 2006 Jun 10;45(17):4184-95.

53. Global vision impairment due to uncorrected presbyopia. Holden BA, Fricke TR, Ho SM, Wong R, Schlenther G, Cronjé S, Burnett A, Papas E, Naidoo KS, Frick KD. *Arch Ophthalmol.* 2008 Dec;126(12):1731-9.

54. Multifocal corneal topographic changes with excimer laser photorefractive keratectomy. Moreira H, Garbus JJ, Fasano A, Lee M, Clapham TN, McDonnell PJ. *Arch Ophthalmol.* 1992 Jul;110(7):994-9.

55. Presbyopia. Bito LZ. *Arch Ophthalmol.* 1988 Nov; 106(11):1526-7. *Aust NZ J Ophthalmol.* 1991 Aug; 19(3):243.

56. The correction of refractive errors without surgery. Milder B. *Aust N Z J Ophthalmol.* 1989 Aug;17(3):261-4.

57. Comparison of bifocal and progressive addition lenses on aviator target detection performance. Markovits AS, Reddix MD, O'Connell SR, Collyer PD. *Aviat Space Environ Med.* 1995 Apr;66(4):303-8.

58. Social skills training for depressed, visually impaired older adults. A treatment manual. Donohue B, Acierno R, Hersen M, Van Hasselt VB. *Behav Modif.* 1995 Oct;19(4):379-424.

59. Objective measurement of aniseikonia: initial clinical results. Gernet H. *Bibl Ophthalmol.* 1975;(83):294-300.

60. Uncorrected refractive error and presbyopia: accommodating the unmet need. Bourne RR. *Br J Ophthalmol.* 2007 Jul;91(7):848-50.

61. Refractive surgery. McDonnell PJ. *Br J Ophthalmol.* 1999 Nov; 83(11):1257-60. Review.

62. Ophthalmologic problems of the elderly. De Voe AG. *Bull NY Acad Med.* 1978 Jun;54(6):561-7.

63. How to correct presbyopia. Pereleux A. *Bull Soc Belge Ophthalmol.* 1997;264: 63-6.

64. Correction of presbyopia with soft multivision lenses. Coursaux G, Corbe C, Saraux H, Massin M. *Bull Soc Ophthalmol Fr.* 1989 Jun-Jul;89(6-7):831-3.

65. For the rehabilitation of the presbyopic patient, a new "progressive bifocal" lens. Manent PJ, Pecheur J, Maille M, Claude R. *Bull Soc Ophthalmol Fr.* 1980 Oct;80(10):851-6.

66. Objective assessment of aberrations induced by

multifocal contact lenses in vivo. Patel S, Fakhry M, Alió JL. *CLAO J.* 2002 Oct;28(4):196-201.

67. Visual performance of a multi-zone bifocal and a progressive multifocal contact lens. Guillon M, Maissa C, Cooper P, Girard Claudon K, Poling TR. *CLAO J.* 2002 Apr;28(2):88-93.

68. An objective and subjective comparative analysis of diffractive and front surface aspheric contact lens designs used to correct presbyopia. Brenner MB. *CLAOJ.* 1994 Jan;20(1):19-22.

69. Stereopsis in anisometropically fit presbyopic contact lens wearers. Kastl PR. *CLAO J.* 1983 Oct-Dec;9(4):322-3.

70. Restoration of accommodation: surgical options for correction of presbyopia. Glasser A. *Clin Exp Optom.* 2008 May;91(3):279-95.

71. New thinking about presbyopia. Atchison DA. *Clin Exp Optom.* 2008 May;91(3):205-6.

72. Comparison of diffractive and refractive multifocal intraocular lenses in presbyopia treatment. Barisić A, Dekaris I, Gabrić N, Bohac M, Romac I, Mravicić I, Lazić R. *Coll Antropol.* 2008 Oct;32 Suppl2: 27-31.

73. Theoretical basis for the scleral expansion band procedure for surgical reversal of presbyopia [SRP]. Schachar RA. *Compr Ther.* 2001 Spring;27(1):39-46.

74. Refractive lens exchange for presbyopia. Kashani S, Mearza AA, Claoué C. *Cont Lens Anterior Eye.* 2008 Jun;31(3):117- 21. Epub 2008 Apr 11. Review.

75. An exploration of modified monovision with diffractive bifocal contact lenses. Freeman MH, Charman WN. *Cont Lens Anterior Eye.* 2007 Jul;30(3):189-96. Epub 2007 Feb 7.

76. Treatment of presbyopia with conductive keratoplasty: six-month results of the 1-year United States FDA clinical trial. McDonald MB, Durrie D, Asbell P, Maloney R, Nichamin L. *Cornea.* 2004 Oct;23(7):661-8.

77. Aspheric intraocular lens selection: the evolution of refractive cataract surgery. Packer M, Fine IH, Hoffman RS. *Curr Opin Ophthalmol.* 2008 Jan;19(1):1-4.

78. Conductive keratoplasty. Du TT, Fan VC, Asbell PA. *Curr Opin Ophthalmol.* 2007 Jul;18(4):334-7. Review.

79. Accommodative intraocular lenses: considerations on use, function and design. Doane JF, Jackson RT. *Curr Opin Ophthalmol.* 2007 Jul;18(4):318-24. Review.

80. Phakic intraocular lenses. Chang DH, Davis EA. *Curr Opin Ophthalmol.* 2006 Feb;17(1):99-104. Review.

81. Surgical treatment of presbyopia: scleral, corneal, and lenticular. Baikoff G. *Curr Opin Ophthalmol.* 2004 Aug;15(4):365-9. Review.

82. Advances in phakic intraocular lenses: indications, efficacy, safety, and new designs. Alio JL. *Curr Opin Ophthalmol.* 2004 Aug;15(4):350-7. Review.

83. Accommodating intraocular lenses. Doane JF. *Curr Opin Ophthalmol.* 2004 Feb;15(1):16-21. Review.

84. Presbyopic contact lenses. Atwood JD. *Curr Opin Ophthalmol.* 2000 Aug;11(4):296-8. Review.

85. Refractive cataract surgery. Kershner RM. *Curr Opin Ophthalmol.* 1998 Feb;9(1):46-54. Review.

86. Refraction, including prisms. Hiatt RL. *Curr Opin Ophthalmol.* 1991 Feb;2(1):63-8. Review.

87. Accommodative dysfunction. Daum KM. *Doc Ophthalmol.* 1983 May 1;55(3):177-98.

88. Accommodation, convergence and aging. Breinin GM, Chin NB. *Doc Ophthalmol.* 1973 Feb 21;34(1):109-21.

89. Presbyopia: an animal model and experimental approaches for the study of the mechanism of accommodation and ocular ageing. Bito LZ, Kaufman PL, DeRousseau CJ, Koretz J. *Eye.* 1987;1(Pt 2):222-30. Review.

90. Contrast visual acuity with bifocal contact lenses. Ueda K, Inagaki Y. *Eye Contact Lens.* 2007 Mar;33(2):98-102.

91. Quality of vision with presbyopic contact lens correction: subjective and light sensitivity rating. Alongi S, Rolando M, Corallo G, Siniscalchi C, Monaco M, Sacca S, Verrastro G, Menoni S, Ravera GB, Calabria G. *Graefes Arch Clin Exp Ophthalmol.* 2001 Sep;239(9):656-63.

92. Clearer vision: visual freedom through multifocal lenses. Polefka KC. *Insight.* 2006 Oct-Dec;31(4):15-7, quiz 18-9.

93. Good subjective presbyopic correction with newly designed aspheric multifocal contact lens. Zandvoort SW, Kok JH, Molenaar H. *Int Ophthalmol.* 1993-1994;17(6):305-11.

94. Scleral expansion procedure for the correction of presbyopia. Kleinmann G, Kim HJ, Yee RW. *Int Ophthalmol Clin.* 2006 Summer;46(3):1-12. Review.

95. Presbyopic surgery. Schachar RA. *Int Ophthalmol Clin.* 2002 Fall;42(4):107-18. Review.

96. Anterior ciliary sclerotomy with silicone expansion plug implantation: effect on presbyopia and intraocular pressure. Fukasaku H, Marron JA. *Int Ophthalmol Clin.* 2001 Spring;41(2):133-41. Review.

97. The surgical reversal of presbyopia: a new procedure to restore accommodation. Marmer RH. *Int Ophthalmol Clin.* 2001 Spring;41(2):123-32. Review.

98. Correction of presbyopia with the excimer laser. Epstein O, Vinciguerra P, Frueh BE. *Int Ophthalmol Clin.* 2001 Spring;41(2):103-11. Review.

99. Bifocal contact lenses in presbyopia. Van Meter WS, Hainsworth KM, Duff C, Litteral G. *Int Ophthalmol Clin.* 2001 Spring;41(2):71-90. Review.

100. The correction of presbyopia. Schachar RA. *Int Ophthalmol Clin.* 2001 Spring;41(2):53-70. Review.

101. Laser correction of hyperopia and presbyopia.

Anschütz T. *Int Ophthalmol Clin.* 1994 Fall;34(4):107-37. Review.

102. The accommodation requirement in myopia and hyperopia. Contact lenses versus spectacles. Hermann JS. *Int Ophthalmol Clin.* 1971 Winter;11(4):217-24.

103. Explanation for good visual acuity in uncorrected residual hyperopia and presbyopia after radial keratotomy. Hemenger RP, Tomlinson A, McDonnell PJ. *Invest Ophthalmol Vis Sci.* 1990 Aug;31(8):1644-6.

104. What's new in ophthalmic surgery? Coleman DJ. *J Am Coll Surg.* 2003 Nov;197(5):802-5. Review.

105. Role of protein molecular and metabolic aberrations in aging, in the physiologic decline of the aged, and in age-associated diseases. Tollefsbol TO, Cohen HJ. *J Am Geriatr Soc.* 1986 Apr;34(4):282-94. Review.

106. Presbyopia. Copeland AM. *J Am Optom Assoc.* 1992 Jul;63(7):463-4.

107. The effect of monovision lenses on the nearpoint range of single binocular vision. McGill EC, Erickson P. *J Am Optom Assoc.* 1991 Nov;62(11):828-31.

108. Low vision aids and the presbyope. Dillehay SM, Pensyl CD. *J Am Optom Assoc.* 1991 Sep;62(9):704-10.

109. The Tangent Streak rigid gas permeable bifocal contact lens. Remba MJ. *J Am Optom Assoc.* 1988 Mar;59(3):212-6.

110. Potential range of clear vision in monovision. Erickson P. *J Am Optom Assoc.* 1988 Mar;59(3):203-5.

111. Monovision vs. aspheric bifocal contact lenses: a crossover study. Josephson JE, Caffery BE. *J Am Optom Assoc.* 1987 Aug;58(8):652-4.

112. A critical view of presbyopic add determination. Hanlon SO, Nakabayashi J, Shigezawa G. *J Am Optom Assoc.* 1987 Jun;58(6):468-72.

113. Photopic pupillometry-guided laser in situ keratomileusis for hyperopic presbyopia. Assil KK, Chang SH, Bhandarkar SG, Sturm JM, Christian WK. *J Cataract Refract Surg.* 2008 Feb;34(2):205-10.

114. First safety study of femtosecond laser photo-disruption in animal lenses: tissue morphology and cataractogenesis. Krueger RR, Kuszak J, Lubatschowski H, Myers RI, Ripken T, Heisterkamp A. *J Cataract Refract Surg.* 2005 Dec;31(12):2386-94.

115. Anterior chamber inflammation induced by conductive keratoplasty. Moshirfar M, Feilmeier M, Kumar R. *J Cataract Refract Surg.* 2005 Aug;31(8):1676-7.

116. Additional payments for presbyopia-correcting intraocular lenses. Mamalis N. *J Cataract Refract Surg.* 2005 Aug;31(8):1467-8.

117. Multifocal IOLs for presbyopia. Versteeg FF. *J Cataract Refract Surg.* 2005 Jul;31(7):1266, author reply 1266.

118. Optical coherence tomography of scleral expansion band implantation. Schachar RA. *J Cataract Refract Surg.* 2005 Jan;31(1):12.

119. Near vision restoration with refractive lens exchange and pseudoaccommodating and multifocal refractive and diffractive intraocular lenses: comparative clinical study. Alió JL, Tavolato M, De la Hoz F, Claramonte P, Rodriguez-Prats JL, Galal A. *J Cataract Refract Surg.* 2004 Dec;30(12):2494-503.

120. Accommodating intraocular lenses. Mamalis N. *J Cataract Refract Surg.* 2004 Dec;30(12):2455-6.

121. Secondary procedures after presbyopic lens exchange. Leccisotti A. *J Cataract Refract Surg.* 2004 Jul;30(7):1461-5.

122. Correction of presbyopia with refractive multifocal phakic intraocular lenses. Baï koff G, Matach G, Fontaine A, Ferraz C, Spera C. *J Cataract Refract Surg.* 2004 Jul;30(7):1454-60.

123. Evaluation of a satisfied bilateral scleral expansion band patient. Ostrin LA, Kasthurirangan S, Glasser A. *J Cataract Refract Surg.* 2004 Jul;30(7):1445-53.

124. Imaging scleral expansion bands for presbyopia with optical coherence tomography. Wirbelauer C, Karandish A, Aurich H, Pham DT. *J Cataract Refract Surg.* 2003 Dec;29(12):2435-8.

125. Comparison of myopes and hyperopes after laser in situ keratomileusis monovision. Goldberg DB. *J Cataract Refract Surg.* 2003 Sep;29(9):1695-701.

126. Refractive lens exchange with the array multifocal intraocular lens. Packer M, Fine IH, Hoffman RS. *J Cataract Refract Surg.* 2002 Mar;28(3):421-4.

127. Laser in situ keratomileusis monovision. Goldberg DB. *J Cataract Refract Surg.* 2001 Sep;27(9):1449-55.

128. Binocular function and patient satisfaction after monovision induced by myopic photorefractive keratectomy. Wright KW, Guemes A, Kapadia MS, Wilson SE. *J Cataract Refract Surg.* 1999 Feb;25(2):177-82.

129. Small-diameter corneal inlay in presbyopic or pseudophakic patients. Keates RH, Martines E, Tennen DG, Reich C. *J Cataract Refract Surg.* 1995 Sep;21(5):519-21.

130. Refractive changes induced by electrocautery of the rabbit anterior lens capsule. Jungschaffer DA, Saber E, Zimmerman KM, McDonnell PJ, Feldon SE. *J Cataract Refract Surg.* 1994 Mar;20(2):132-7.

131. Pathophysiology of accommodation and presbyopia. Understanding the clinical implications. Schachar RA. *J Fla Med Assoc.* 1994 Apr;81(4):268-71. Review.

132. The new generation of diffractive multifocal intraocular lenses. Wang IJ, Hu FR. *J Formos Med Assoc.* 2009 Feb;108(2):83-6.

133. Presbyopia surgery: principles and current indications. Saragoussi JJ. *J Fr Ophthalmol.* 2007 May;30(5):552-8.

134. Comparison of high-order optical aberrations induced by different multifocal contact lens geometries.

Peyre C, Fumery L, Gatinel D. *J Fr Ophthalmol.* 2005 Jun;28(6):599-604.

135. Multifocal phakic intraocular lens implant to correct presbyopia. Baikoff G, Matach G, Fontaine A, Ferraz C, Spera C. *J Fr Ophthalmol.* 2005 Mar;28(3):258-65.

136. Current concept and developments in restoration of accommodation after cataract surgery. Serdarevic O. *J Fr Ophthalmol.* 2003 Sep;26(7):662-4.

137. Anisometropia and presbyopia: prescription of progressive lenses, a new approach. Pouliquen de Liniere M, Hervault C, Meillon JP, Rocher P, Coulombel P, Van Effenterre G. *J Fr Ophthalmol.* 1998 May;21(5):321-7.

138. Study of spatial function using the contrast sensitivity function. Cases of presbyopic subjects fitted with progressive glasses. Monot A, Chiron A, Cottin F, Bourdy C. *J Fr Ophthalmol.* 1986;9(3):199-209.

139. Compensating presbyopia: a new physiological progressive lens. Manent PJ, Pecheur J, Maille M, Claude R. *J Fr Ophthalmol.* 1981;4(11):757-61.

140. Pseudoaccommodative cornea treatment using the NIDEK EC-5000 CXIII excimer laser in myopic and hyperopic presbyopes. Uy E, Go R. *J Refract Surg.* 2009 Jan;25(1 Suppl):S148-55.

141. LASIK for hyperopic astigmatism and presbyopia using micro-monovision with the Carl Zeiss Meditec MEL80 platform. Reinstein DZ, Couch DG, Archer TJ. *J Refract Surg.* 2009 Jan;25(1):37-58.

142. In vivo application and imaging of intralenticular femtosecond laser pulses for the restoration of accommodation. Schumacher S, Fromm M, Oberheide U, Gerten G, Wegener A, Lubatschowski H. *J Refract Surg.* 2008 Nov;24(9):991-5.

143. Application of the polychromatic defocus transfer function to multifocal lenses. Schwiegerling J, Choi J. *J Refract Surg.* 2008 Nov;24(9):965-9.

144. Introduction to the proceedings of the 9th International Congress of Wavefront and Presbyopic Refractive Corrections. Applegate RA, Krueger RR. *J Refract Surg.* 2008 Nov;24(9):963-4.

145. Multifocal corneal ablation for hyperopic presbyopes. Jung SW, Kim MJ, Park SH, Joo CK. *J Refract Surg.* 2008 Nov;24(9):903-10.

146. More on peripheral PresbyLASIK as a centerdistance technique. Pinelli R. *J Refract Surg.* 2008 Sep;24(7):665.

147. Is peripheral presbyLASIK a center-distance technique? de Ortueta D. *J Refract Surg.* 2008 Jun;24(6):561, author reply 562.

148. Correction of presbyopia in hyperopia with a center-distance, paracentral-near technique using the Technolas 2l7z platform. Pinelli R, Ortiz D, Simonetto A, Bacchi C, Sala E,Alió JL. *J Refract Surg.* 2008 May;24(5):494-500.

149. Pseudoaccommodation and visual acuity with Technovision presbyLASIK and a theoretical simulated Array multi focal intraocular lens. Illueca C, Alió JL, Mas D, Ortiz D, Perez J, Espinosa J, Esperanza S. *J Refract Surg.* 2008 Apr;24(4):344-9.

150. Comparison of Acri. Smart multifocal IOL, crystalens AT-45 accommodative IOL, and Technovision presbyLASIK for correcting presbyopia. Patel S, Alió JL, Feinbaum C. *J Refract Surg.* 2008 Mar;24(3):294-9.

151. Analysis of the optical performance of presbyopia treatments with the defocus transfer function. Schwiegerling J. *J Refract Surg.* 2007 Nov;23(9):965-71.

152. Conductive keratoplasty for presbyopia: 3-year results. Stahl JE. *J Refract Surg.* 2007 Nov;23(9):905-10.

153. An alternative method for dominant eye test. Wang X, Fu J, Zhao S. *J Refract Surg.* 2007 Jun;23(6):536, author reply 536.

154. Optical analysis of presbyLASIK treatment by a light propagation algorithm. Ortiz D, Alió JL, Illueca C, Mas D, Sala E, Pérez J, Espinosa J. *J Refract Surg.* 2007 Jan;23(1):39-44.

155. Prediction and control of corneal asphericity after refractive surgery. Lin JT. *J Refract Surg.* 2006 Nov;22(9):848-9.

156. Bifocal profiles and strategies of presbyLASIK for pseudoaccommodation. Lin JT. *J Refract Surg.* 2006 Oct;22(8):736-8.

157. Correction of presbyopia by technovision central multifocal LASIK (presbyLASIK). Alió JL, Chaubard JJ, Caliz A, Sala E, Patel S. *J Refract Surg.* 2006 May;22(5):453-60.

158. Conductive keratoplasty for presbyopia: l-year results. Stahl JE. *J Refract Surg.* 2006 Feb;22(2):137-44.

159. Update of presbyopia treatment by scleral ablation using Er: YAG and UV lasers. Lin JT, Kadambi V. *J Refract Surg.* 2006 Jan-Feb;22(1):16-7, author reply 17.

160. Objective quality of vision in presbyopic and non-presbyopic patients after pseudoaccommodative advanced surface ablation. Cantú R, Rosales MA, Tepichin E, Curioca A, Montes Y, Ramirez-Zavaleta JG. *J Refract Surg.* 2005 Sep-Oct;21(5 Suppl):S603-5.

161. Monovision LASIK for pre-presbyopic and presbyopic patients. Cheng AC, Lam DS. *J Refract Surg.* 2005 Jul-Aug;21(4):411-2, author reply 412.

162. Monovision LASIK for pre-presbyopic and presbyopic patients. Goldberg DB. *J Refract Surg.* 2005 Jul-Aug;21(4):411, author reply 412.

163. Ocular integrity after anterior ciliary sclerotomy and scleral ablation by the Er: YAG laser. Ito M, Asano-Kato N, Fukagawa K, Arai H, Toda I, Tsubota K. *J Refract Surg.* 2005 Jan-Feb;21(1):77-81.

164. Ablation design in relation to spatial frequency, depth-

of-focus, and age. Charman WN. *J Refract Surg.* 2004 Sep-Oct;20(5):S542-9. Review.

165. Pseudo-accommodative cornea: a new concept for correction of presbyopia. Telandro A. *J Refract Surg.* 2004 Sep-Oct;20(5 Suppl):S714-7.

166. Advanced surface ablation for presbyopia using the Nidek EC-5000 laser. Cantú R, Rosales MA, Tepichin E, Curioca A, Montes Y, Bonilla J. *J Refract Surg.* 2004 Sep-Oct;20(5 Suppl):S711-3.

167. Monovision laser in situ keratomileusis for pre-presbyopic and presbyopic patients. Miranda D, Krueger RR. *J Refract Surg.* 2004 Jul-Aug;20(4):325-8.

168. Diode laser thermal keratoplasty to correct hyperopia. Rehany U, Landa E. *J Refract Surg.* 2004 Jan-Feb;20(1):53-61.

169. Treatment of presbyopia by infrared laser radial sclerectomy. Lin JT, Mallo O. *J Refract Surg.* 2003 Jul-Aug;19(4):465-7.

170. An informal satisfaction survey of 200 patients after laser in situ keratomileusis. Hill JC. *J Refract Surg.* 2002 Jul-Aug;18(4):454-9.

171. Scleral expansion surgery does not restore accommodation in human presbyopia. Elander R. *J Refract Surg;*1999 Sep-Oct;15(5):604.

172. Centered vs. inferior off-center ablation to correct hyperopia and presbyopia. Bauerberg JM. *J Refract Surg.* 1999 Jan-Feb;15(1):66-9.

173. Lens thickness with age and accommodation by optical coherence tomography. Richdale K, Bullimore MA, Zadnik K. *Ophthalmic Physiol Opt.* 2008 Sep;28(5):441-7.

174. The effects of wearing corrective lenses for presbyopia on distance vision. McGarry MB, Manning TM. *Ophthalmic Physiol Opt.* 2003 Jan;23(1):13-20.

175. Presbyopia correction and the accommodation in reserve. Millodot M, Millodot S. *Ophthalmic Physiol Opt.* 1989 Apr;9(2):126-32.

176. Effect of defocus on visual field measurement. Atchison DA. *Ophthalmic Physiol Opt.* 1987;7(3):259-65.

177. Hexagonal keratotomy for corneal steepening. Grady FJ. *Ophthalmic Surg.* 1988 Sep;19(9):622-3.

178. The NuLens accommodating intraocular lens. Ben-Nun J. *Ophthalmol Clin North Am.* 2006 Mar;19(1):129-34, vii. Review.

179. Sarfarazi dual optic accommodative intraocular lens. Sarfarazi FM. *Ophthalmol Clin North Am.* 2006 Mar;19(1):125-8, vii. Review.

180. Single optic accommodative intraocular lenses. Dick HB, Dell S. *Ophthalmol Clin North Am.* 2006 Mar;19(1):107-24, vi. Review.

181. Presbyopia: perspective on the reality of pseudoaccommodation with LASIK. Telandro AP, Steile J 3rd. *Ophthalmol Clin North Am.* 2006 Mar;19(1):45-69, vi. Review.

182. Keratorefractive approaches to achieving pseudoaccommodation. Trindade F, Pascucci SE. *Ophthalmol Clin North Am.* 2006 Mar;19(1):35-44, vi. Review.

183. Deteriorating vision in the elderly: double stress?. Wahl HW, Heyl Y, Oswald F, Winkler U. *Ophthalmologe.* 1998 Jun;95(6):389-99. German.

184. Accommodating IOLs. Henderson BA. *Ophthalmology.* 2008 Oct;115(10):1850-1.

185. Monovision in LASIK. Braun EH, Lee J, Steinert RF. *Ophthalmology.* 2008 Jul, 115(7):1196-202. Epub 2007 Dec 3.

186. Clear lens extraction with multifocal apodized diffractive intraocular lens implantation. Fernández-Vega L, Alfonso JF, Rodriguez PP, Montés-Micó R. *Ophthalmology.* 2007 Aug;114(8):1491-8. Epub 2007 Mar 13.

187. LASIK in the presbyopic age group: safety, efficacy, and predictability in 40- to 69-year-old patients. Ghanem RC, de la Cruz J, Tobaigy FM, Ang LP, Azar DT. *Ophthalmology.* 2007 Jul;114(7):1303-10. Epub 2007 Mar 26.

188. Presbyopia after keratectomy. Abraham LM, Kuriakose T. *Ophthalmology.* 2007 Apr;114(4):825, author reply 825.

189. Evidence for delayed presbyopia after photorefractive keratectomy for myopia. Artola A, Patel S, Schimchak P, Ayala MJ, Ruiz-Moreno JM, Alió JL. *Ophthalmology.* 2006 May;113(5):735-41.el.

190. Contact lens correction of presbyopia. Morgan PB, Efron N. *Cont Lens Anterior Eye.* 2009 Aug;32(4):191-2. Epub 2009 Jun 16.

191. Iris-fixated anterior chamber phakic intraocular lens for myopia moves posteriorly with mydriasis. Cruysberg LP, Doors M, Berendschot TT, De Brabander J, Webers CA, Nuijts RM. *J Refract Surg.* 2009 Apr;25(4):394-6.

192. Myopia progression in children wearing spectacles vs. switching to contact lenses. Marsh-Tootle WL, Dong LM, Hyman L, Gwiazda J, Weise KK, Dias L, Fernp KD, The COMET Group. *Optom Vis Sci.* 2009 May 7.

193. Short-term adaptive modification of dynamic ocular accommodation. Bharadwaj SR, Vedamurthy I, Schor CM. *Invest Ophthalmol Vis Sci.* 2009 Jul;50(7):3520-8. Epub 2009 Feb 28.

194. LASIK and PRK in refractive accommodative esotropia: a retrospective study on 20 adolescent and adult patients. Magli A, Iovine A, Gagliardi V, Fimiani F, Nucci P. *Eur J Ophthalmol.* 2009 Mar-Apr;19(2):188-95.

195. The pseudoaccommodative cornea multifocal ablation with a center-distance pattern: a review.

Telandro A. *J Refract Surg.* 2009 Jan;25(1 Suppl):SI56-9. Review.

196. Pseudoaccommodative cornea treatment using the NIDEK EC-5000 CXIII excimer laser in myopic and hyperopic presbyopes. Uy E,Go R. *J Refract Surg.* 2009 Jan;25(1 Suppl):S148-55.

197. Accommodative lag by autorefraction and two dynamic retinoscopy methods. Correction of Myopia Evaluation Trial 2 Study Group for the Pediatric Eye Disease Investigator Group, Manny RE, Chandler DL, Scheiman MM, Gwiazda JE, Cotter SA, Everett DF, Holmes JM, Hyman LG, Kulp MT, Lyon DW, Marsh-Tootle W, Matta N, Melia BM, Norton TT, Repka MX, Silbert DI, Weissberg EM. *Optom Vis Sci.* 2009 Mar;86(3):233-43.

198. The effect of altering spherical aberration on the static accommodative response. Theagarayan B, Radhakrishnan H, Allen PM, Calver RI, Rae SM, O'Leary DJ. *Ophthalmic Physiol Opt.* 2009 Jan;29(1):65-71.

199. Anticholinergic esotropia. Anderson JM, Brodsky MC. *J Neuroophthalmol.* 2008 Dec;28(4):359-60.

200. Visual field does not affect steady-state accommodative response and near-work induced transient myopia. Yao P, Yang S, Jiang BC. *Vision Res.* 2009 Feb;49(4):490-7. Epub 2009 Jan 10.

201. Initial report of IOL-induced accommodation. Osher RH. *J Cataract Refract Surg.* 2008 Dec;34(12):2009, author reply 2009.

202. Multifocal IOL technology: a successful step on the journey toward presbyopia treatment. Kohnen T. *J Cataract Refract Surg.* 2008 Dec;34(12):2005.

203. Repeatability intraexaminer and agreement in amplitude of accommodation measurements. Antona B, Barra F, Barrio A, Gonzalez E, Sanchez I. *Graefes Arch Clin Exp Ophthalmol.* 2009 Jan;247(1):121-7. Epub 2008 Sep 13.

204. Spherical aberration and depth of focus. Beiko G. *Ophthalmology.* 2008 Sep;115(9):1641, author reply 1641-2.

205. SOP et l'ophtalmologie autrement. Gilg AN, Aillagon-Bourguet. *Ophtalmologie Autrement.* 2008 Sep;1:4-9.

书　目

1. Bouhanna L, *et al. Vade-Mecum d'Ophtalmologie vétérinaire* 2nd edition, edition Med'Com. 2004.

2. Barthelemy B, Thiebault T. *Contactologie*, EMInter Tee & Doc, Lavoisier. 2004.

3. Daniel M Albert, Joan W Miller, Dimitri T Azar, Barbara A Biodi. *Albert & Jakobiec's Principles & Practice on Ophthalmology*, 3rd edition, Saunders. 2008.

4. Tasman, William, Jaeger, Edward A. *Duane's Ophthalmology*, Lippincott Williams & Wilkins (LWW). 2009.

5. Kovarski C Coord. *L'opticien-lunetier*, 2nd edition, Tec & Doc, Lavoisier. 2009.

索 引